Avaliação multimodal da compreensão da linguagem

CIP-BRASIL. CATALOGAÇÃO NA PUBLICAÇÃO
SINDICATO NACIONAL DOS EDITORES DE LIVROS, RJ

A963

Avaliação multimodal da compreensão da linguagem : múltiplas abordagens / organização Ana Paula Santana, Rita Signor, Ana Paula Couceiro Figueira. - 1. ed. - São Paulo : Plexus, 2025.
256 p. : il. ; 21 cm.

Inclui bibliografia
ISBN 978-65-83543-00-4

1. Linguagem e línguas. 2. Comunicação oral. 3. Linguística aplicada. I. Santana, Ana Paula. II. Signor, Rita. III. Figueira, Ana Paula Couceiro.

25-95888 CDD: 401.45
CDU: 81'33

Gabriela Faray Ferreira Lopes - Bibliotecária - CRB-7/6643

www.plexus.com.br

EDITORA AFILIADA

Ana Paula Santana
Rita Signor
Ana Paula Couceiro Figueira
(orgs.)

Avaliação multimodal da compreensão da linguagem

Múltiplas abordagens

plexus
editora

AVALIAÇÃO MULTIMODAL DA COMPREENSÃO DA LINGUAGEM
Múltiplas abordagens

Editora executiva: **Soraia Bini Cury**
Edição: **Janaína Marcoantonio**
Revisão: **Mariana Di Marcantonio**
Capa: **Alberto Mateus**
Projeto gráfico: **Crayon Editorial**
Diagramação: **Natalia Aranda**

Plexus Editora
Departamento editorial
Rua Itapicuru, 613 — 7º andar
05006-000 — São Paulo — SP
Fone: (11) 3872-3322
http://www.plexus.com.br
e-mail: plexus@plexus.com.br

Atendimento ao consumidor
Summus Editorial
Fone: (11) 3865-9890

Vendas por atacado
Fone: (11) 3873-8638
e-mail: vendas@summus.com.br

Impresso no Brasil

Sumário

Apresentação

A linguagem é objeto de interesse das mais diversas áreas: linguística, educação, psicologia, fonoaudiologia, medicina, neurociências, saúde coletiva, artes e música, dentre tantas outras. Falar e compreender, pode-se dizer, são dois lados da mesma moeda: a linguagem; uma moeda que, inclusive, pode ter maior ou menor valor, o que se verifica ao considerarmos as variedades linguísticas de algumas comunidades e a língua de sinais, por exemplo.

O fato é que todo ser humano deseja falar e ser compreendido. Por isso mesmo, a compreensão não está relacionada apenas à ciência, mas também a uma posição ética, como pode ser vislumbrado no discurso de São Francisco: "Fazei com que eu procure mais compreender que ser compreendido". A questão, nesse caso, se volta mais para uma postura serena de entendimento das atitudes e da postura do outro, para que se exerça a empatia e se cultive a paz por meio da benevolência. A compreensão está também na base das missões de pacificação, já que muitas violências decorrem da incapacidade das pessoas de compreender e de se fazer compreender.

No campo dos estudos da linguagem, o tema "compreensão" é considerado um fenômeno complexo que ainda apresenta muitas questões em aberto: como construímos o sentido para as nossas interações? Como significamos o mundo? Qual é o papel das diferentes modalidades de linguagem na compreensão? Compreender é construir sentidos? A compreensão oral, para os ouvintes, estaria relacionada apenas com a fala? De que forma a modalidade gestual contribui para a construção de sentidos? Aliás, a que atribuímos sentidos? A significação está relacionada à cultura? Quando podemos realmente ter certeza de que o outro nos compreendeu? Por que há tantas dificuldades de compreensão entre as pessoas, inclusive da mesma família? A compreensão da língua de sinais envolve os mesmos processos que a compreensão da língua na modalidade oral? De que modo os gestos visuais, os gestos corporais, os gestos manuais, as expressões faciais e a entonação vocal integram o processo da compreensão? De que maneira se tem avaliado esse processo em toda a sua (in)completude? Por que esses temas são tão pouco estudados no campo da clínica da linguagem?

No que diz respeito à compreensão leitora, é preciso que esta seja contemplada tendo em vista as outras dimensões da linguagem. Na inter-relação com a compreensão, de maneira geral, observa-se que dificuldades na modalidade oral da língua têm reflexos na modalidade escrita. A literatura chama a atenção para os *poor comprehenders* — pessoas que, por terem dificuldade na compreensão oral, acabam tendo dificuldade na compreensão leitora também. A dificuldade de leitura, nesse caso, estaria presente mesmo havendo fluência e acurácia. Ou seja, embora a capacidade de decodificar ocorra sem qualquer problema, há dificuldade de compreender o que se lê. Por conta de pesquisas que relacionam as duas modalidades da língua, recomenda-se, sobretudo nas diretrizes educacionais de vários países (como Austrália e Inglaterra), que se trabalhe a compreensão na etapa da educação infantil. Com a finalidade de desenvolver competências nesse campo, sugere-se a leitura dialogada de histórias infantis, entre outras estratégias, visando prevenir dificuldades na compreensão leitora no decorrer da escolarização.

Embora as dificuldades de compreensão leitora possam ter origens e causas variadas — entre elas, falta de conhecimento de mundo, baixa prática de leitura e pouca familiaridade com o gênero ou mesmo discrepância entre o nível de leitura e o nível de complexidade do texto e do tópico em discussão —, sabemos que existem pessoas que apresentam dificuldades em torno da linguagem que são consideradas persistentes. Ou seja, embora estejam imersas em condições extrínsecas adequadas, apresentam desafios intransponíveis sem algum grau de assistência/suporte.

Existem muitos trabalhos sobre a compreensão leitora, mas há uma lacuna de trabalhos voltados para a compreensão multimodal, que enfatizamos neste livro. Essa lacuna ocorre, possivelmente, pelo fato de que as dificuldades de compreensão são mais percebidas quando têm causa biológica e, não raras vezes, são acompanhadas de um discurso biologizante: *ele não compreende porque não escuta, ele não compreende porque é autista, ele não compreende porque tem uma síndrome, ele não compreende porque não pode falar, ele não compreende porque é idoso, ele não compreende porque é afásico, ele não compreende porque não enxerga.*

As dificuldades de compreensão são prioritariamente avaliadas a partir da oralidade, como se outras semioses não fizessem parte desse processo de significação. Além disso, essas dificuldades, quando não são severas, são difíceis de identificar e, às vezes, passam despercebidas por pais e professores. Uma criança pode conseguir narrar uma história que ouviu, mas nem sempre é capaz de responder a perguntas que envolvem inferências mais elaboradas. Uma pessoa pode ter dificuldade de compreender uma expressão facial, um tom sarcástico e irônico, ou, ainda, piadas; seja por questões que envolvem aspectos de inserção na cultura e intimidade com o gênero, como no caso das piadas, seja por uma questão constitutiva. Também podemos encontrar pessoas que, embora sejam falantes de uma mesma língua, têm dificuldade para se comunicar por não estarem habituadas com a velocidade de fala ou com expressões que são próprias de determinados grupos. Entretanto, nesse caso específico das variedades distintas, é possível que a dificuldade se dê de modo mais acentuado, levando a crer que talvez não se restrinja ao fator cultural. Isso significa que a compreensão é um processo complexo que integra vários aspectos linguístico-cognitivos, de modo que qualquer alteração inesperada nesse processo pode ser facilmente "camuflada" por um problema de memória, de atenção, de conhecimento de mundo, de função executiva, de abstração, de motivação, de interesse, de idade ou de práticas sociais, entre outros.

No campo da infância, ninguém duvida de que a compreensão precede a expressão. Embora a compreensão nem sempre apareça como destaque, ela acompanha relatos de pais de crianças que não falam: "Ele entende tudo, só não fala". Embora esse "tudo" possa ter múltiplos significados — "boa cognição", "boa audição", "boa capacidade de interação" —, apontando para um atraso de fala, ele também pode apontar para uma dimensão mais ampla, relacionada a uma dificuldade mais severa e persistente. Nessa situação, é preciso considerar que os relatos dos pais (ou mesmo as testagens na clínica) estão sobremaneira perpassados pela possibilidade de a criança responder a comandos. Vê-se, assim, que a compreensão no contexto familiar, educacional e clínico é frequentemente tomada de forma restrita, até porque, no Brasil, faltam instrumentos e abordagens de apoio para que se pense sobre esse fenômeno e para que se avaliem e se criem estratégias para o desenvolvimento dessa competência de linguagem.

Quanto ao ciclo do envelhecimento, as dificuldades de compreensão são frequentemente atribuídas a problemas de audição (presbiacusia) e de cognição (memória, atenção), muitas vezes vinculadas apenas à oralidade, inclusive de forma preconceituosa. Parece que, no caso dos adultos, a modalidade gestual-visual deixa de ser concebida como uma constituinte da interação, como ocorre no processo de aquisição da linguagem quando a criança gesticula. O interlocutor de um idoso que tem algumas dificuldades auditivas geralmente não se interessa pela efetividade da sua compreensão a ponto de falar um pouco mais lento, de ficar de frente para o idoso utilizando sua gestualidade (expressão facial, manual, visual) para se fazer compreender. Há inclusive um desconhecimento do papel do falante na compreensão, como se toda a atividade de compreender coubesse ao ouvinte/interlocutor e, ainda, como se toda a compreensão devesse ser oral. E isso não ocorre nem mesmo na idade adulta. Sobre esse aspecto, o psicólogo Albert Mehrabian, já na década de 1950, afirmava que a compreensão, durante o ato comunicativo, depende menos de palavras faladas e mais do tom e da linguagem corporal.

Se a expressão pode afetar níveis linguísticos — por exemplo, a fonologia, a sintaxe e a semântica —, com a compreensão seria diferente? Se levarmos em conta que a compreensão é constituída de múltiplas dimensões, seria possível ter dificuldades em alguma dimensão específica? Por exemplo, algumas pessoas parecem ter dificuldade de compreender ironia, sarcasmo, piadas, metáforas. Outras parecem ter mais dificuldade com sentenças estruturalmente complexas, como observado em pessoas com transtorno do desenvolvimento da linguagem (TDL). Nesse sentido, atentando para o todo do enunciado, podemos perguntar ainda se algumas pessoas poderiam ter dificuldade de compreender expressões faciais e gestos. O que precisa estar claro é que, embora existam testes propostos — por exemplo, pela teoria da mente — para tentar entender como uma pessoa prevê o estado mental da outra ao interagir, dificilmente esses testes dão conta do complexo multifacetado da compreensão.

A compreensão da língua de sinais, por sua vez, também tem sido pouco estudada. Muitos leigos acreditam que, por ser esta uma língua gestual-visual, as pessoas surdas poderiam compreendê-la de maneira quase automática. Contudo, a língua de sinais, como qualquer outra, requer interação, práticas significativas e falantes proficientes para que possa ser adquirida e, logo, compreendida.

Em suma, compreender a linguagem implica considerar contornos multimodais e multissemióticos, que ainda são pouco lembrados. Os gestos (manuais, corporais, visuais), as expressões faciais, as vocalizações, a entonação são prenhes de sentidos e merecem ser estudados. E, longe de ser "acompanhantes da fala", os gestos, na aquisição de linguagem (oral e de sinais), desempenham uma função muito importante para a comunicação discursiva. Aliás, os gestos acompanham a fala em todos os ciclos da vida do sujeito, legitimando a teoria do psicolinguista Glenn David McNeill de que eles pertencem à mesma matriz de significação.

Nesse contexto, vale trazer ainda a linguagem visual, composta de gravuras (desenhos, pinturas, fotos) e, atualmente, vídeos que refletem a realidade de diferentes olhares. Se tomarmos, por exemplo, as gravuras da Comunicação Aumentativa e Alternativa (CAA), reconhecemos seu lugar de destaque na mediação entre sujeitos que apresentam dificuldades linguísticas, com restrição da oralidade. Essas gravuras podem funcionar como enunciados que também precisam ser compreendidos pelos interlocutores — afinal, a linguagem busca a significação, seja no olhar, seja no gesto, seja numa imagem, seja num tom de voz, seja em gravuras.

Esta coletânea, ao contemplar a multimodalidade inerente à linguagem, a partir de diversas perspectivas, apresenta um debate voltado para a área de estudos da compreensão. No contexto clínico, Brasil e Portugal carecem de propostas para avaliar a compreensão na língua portuguesa, nas variedades brasileira e europeia, nas diferentes fases da vida. Como sabemos, os instrumentos avaliativos disponíveis apresentam lacunas na medida em que permitem acessar a compreensão apenas de forma superficial e compartimentada. Tais instrumentos, ao se centrarem em testes padronizados — que buscam tão somente a "falta" —, não dão conta das múltiplas possibilidades envolvidas na compreensão. É desse lugar, que pretende ampliar o olhar para um fenômeno que se situa no campo da (inter)compreensão, que convidamos o leitor a dialogar conosco.

Ana Paula Santana
Rita Signor
Ana Paula Couceiro Figueira

1. A compreensão responsiva: reflexões a partir da tridimensionalidade da linguagem

Ana Paula Santana
Rita Signor
Ana Paula Berberian

Podemos acompanhar diversas abordagens teórico-práticas, implementadas por profissionais que atuam nos campos da saúde e da educação, em torno do fenômeno denominado "compreensão". Essas abordagens, atreladas a conceituações distintas acerca da linguagem, orientam práticas clínicas e/ou educacionais junto a pessoas em diferentes fases da vida, com ou sem problemas, dificuldades ou limitações.

Digamos que há consenso, entre profissionais que atuam nos referidos campos, de que a compreensão impacta de maneira decisiva a qualidade das interações interpessoais e, portanto, as várias esferas de atividade humana. São escassos os estudos e pesquisas comprometidos com a análise de conceituações formuladas acerca da compreensão e de suas implicações nas práticas de vida.

A despeito da diversidade de modelos teóricos sobre compreensão, neste capítulo abordaremos os princípios que fundamentam uma conceituação desse fenômeno a partir de uma perspectiva social e histórica, em especial, com base no pensamento bakhtiniano. Isso porque as formulações de Bakhtin, comprometidas com o estudo da linguagem, permitem apreender a complexidade envolvida na compreensão tendo como elementos centrais o estabelecimento das interações sociais e a constituição dos sujeitos.

Noções fundamentais na teoria dialógica bakhtiniana

Mikhail Mikhailovich Bakhtin (1895-1975) foi um pensador importante para a formulação de princípios e teorias acerca da linguagem humana. Suas ideias exerceram forte influência no cenário mundial. Em torno desse filósofo e crítico literário, foi criado o Círculo de Bakhtin, um grupo que incluía Pavel Medvedev e Valentin Volóchinov, entre outros intelectuais influentes na União Soviética que compartilhavam interesses em linguagem, semiótica, filosofia e literatura (Sobral, 2008).

Teorizações e ideias formuladas pelo Círculo de Bakhtin em torno de vários conceitos utilizados nos contextos da saúde e da educação contemporâneas têm embasado diretrizes tanto clínicas quanto educacionais. Esses conceitos (ato, autor, autoria, enunciado, enunciação, signo, estilo, gênero discursivo, ideologia, polifonia, dialogismo, significação, cronotopo, entre outros) permeiam todas as atividades da linguagem.

Neste capítulo, não caberia discorrer sobre a vasta teoria do Círculo; entretanto, as noções de palavra, enunciado, diálogo, signo e ideologia são a base de sustentação de todo o arcabouço teórico do pensamento bakhtiniano e, por essa razão, serão brevemente apresentadas, relacionadas com o conceito de compreensão responsiva.

Signo e ideologia são elementos importantes que perpassam a teoria da linguagem de Bakhtin e Volóchinov (2006). A fim de entender o que esses conceitos representam, o autor dá um exemplo remetendo a um pedaço de pão. O pão nada mais é do que uma mistura de trigo, sal, fermento e água que, quando assada, é usada como fonte de alimento. Mas, em uma celebração católica, o pão, ao representar o corpo de Cristo, ultrapassa a função de alimento para o corpo e se transforma em um signo ideológico. É importante considerar que cada fenômeno, para adquirir *status* de signo ideológico, deverá incorporar uma materialidade, como no caso do pão, que se transforma e adquire uma significação — processo que se dá em uma rede dialógica.

O dialógico, aqui, não se restringe a um diálogo mundano em que uma pessoa conversa com outra, ou, no exemplo em questão, em que um padre profere um sermão aos fiéis. A missa é atravessada pelas vozes dos que escreveram os escritos sagrados, pelas vozes que perpetuaram a transmissão dos escritos, pelas vozes dos historiadores, pela cultura, pela história e pelas crenças de cada um que compartilha determinado tempo histórico e que perpassarão as celebrações que vierem tempos depois, pois cada ser humano é um elo no emaranhado contínuo da comunicação discursiva.

Seguindo o pensamento do autor, podemos afirmar que a compreensão ativa advinda da celebração (ou de outro evento qualquer) se manifesta de diferentes formas, exercendo influência sobre quem frequenta a missa religiosa cristã ("vou ser correto", "não vou trair meu cônjuge", "não vou roubar", "vou seguir os mandamentos", "vou me confessar", "vou parar de me embebedar" etc.). O fiel pode, ainda, assumir determinado ponto de vista sobre um assunto, mudar suas convicções, discordar dos ensinamentos da igreja católica e então criticar e passar a seguir outra religião etc. Assim, a celebração, na condição de enunciado, acaba sendo um elo da relação discursiva devido ao seu vínculo com outros enunciados anteriores e posteriores a ele. Da mesma forma acontece com um livro que se lê, uma palestra que se assiste, uma coluna de jornal que se acompanha, pois esses enunciados agem para a formação da consciência individual e coletiva. E cada enunciado suscita uma resposta, que pode se manifestar de várias formas e ocorrer em tempos distintos.

Essa noção de "resposta" se concretiza no fenômeno da interação verbal, uma vez que o outro, aquele que apreende a enunciação, não é um ser privado da palavra, mas, ao contrário, é um ser repleto de palavras interiores. Como diz Bakhtin, toda a sua atividade mental, a que se pode chamar "fundo perceptivo", é mediada pelo discurso interior, e é por aí que se opera a junção com o discurso apreendido do exterior. "A palavra vai à palavra. É no quadro do discurso interior que se efetua a apreensão da enunciação de outrem, sua compreensão e sua apreciação, isto é, a orientação ativa do falante" (Bakhtin e Volóchinov, 2006, p. 154).

Conforme Bakhtin, a palavra é o fenômeno ideológico por excelência. Isso significa que a palavra, na qualidade de enunciado, pode ter vários sentidos, muitas vezes completamente diferentes dos seus significados dicionarizados; o sentido está tão somente no enunciado, e esse "projeto de dizer" pode ser materializado de diversas formas: um gesto, uma pintura, um livro, uma notícia, uma expressão facial, um olhar, um tom. O sentido não se encontra apenas na palavra articulada foneticamente, mas no enunciado. Quando uma criança aponta para um armário e a mãe pega uma bolacha, o processo é mediado pela palavra (no caso, apoiado pelo discurso interior), embora a criança tenha feito um sinal com a mão. Dito de outro modo, todo ato que promove uma reação é um enunciado. Assim, por exemplo, uma placa de PARE é um enunciado, uma vez que a placa age sobre os motoristas, promovendo a parada dos veículos.

Para Bakhtin e Volóchinov (2006), cada enunciado é individual e é fruto da interação social, das diversas vivências em sociedade, a partir de seus discursos e práticas. Ou seja, todas as atividades humanas são mediadas pela linguagem, que acaba sendo "moldada" de acordo com as especificidades das várias esferas de atividade humana. Nessas esferas transitam gêneros discursivos que lhes são próprios. Por exemplo, a notícia e a reportagem são gêneros que pertencem à esfera do jornalismo. A conversa e as mensagens de WhatsApp são gêneros ligados à esfera cotidiana. O conto e a poesia são gêneros da esfera da arte, e assim por diante.

No que diz respeito às esferas mais formais, como a do jornalismo, a recepção do enunciado dependerá do grau de familiaridade com o gênero. Isso significa que compreender as propriedades do gênero é um aspecto importante para entender a intenção do autor e apreender os sentidos veiculados pelos textos orais e escritos. Nesse sentido, é importante considerar que o conhecimento metagenérico (acerca do gênero) baliza o processo da recepção (Koch e Elias, 2007). Por exemplo, ao ler uma crônica, o leitor espera um porvir humorístico; ao ler uma notícia, espera o conteúdo informativo; ao ler um poema, pressupõe uma composição específica que leve ao deleite; ao ler um romance, espera a narrativa de uma história já vivida etc. (Santana e Signor, 2017).

Vejamos, a seguir, uma situação que ocorre na esfera familiar, cotidiana; um diálogo entre uma mãe (M) e uma criança (C):

Contexto: Uma criança de 8 anos está num restaurante com a mãe. A mãe está atrasada para o trabalho e precisa pegar o carro rápido. A criança terminou o almoço e quer um picolé. Em dúvida de se daria tempo para isso, inicialmente a mãe nega, mas depois decide dar o sorvete para a criança, já que ainda não tinha terminado de almoçar. Vendo que a criança está comendo o sorvete devagar, ela diz:

M (com expressão facial e olhar de aviso e irritação): Eu vou logo dizendo que esta é a minha última garfada.

C (com expressão facial que acompanha um risinho sarcástico): E eu vou logo dizendo que picolé suja banco de carro.

Nesse breve diálogo, é preciso entender o contexto para poder atribuir os sentidos dessa dialogia. Possivelmente, o intuito discursivo da mãe é fazer a criança comer o picolé mais depressa, a partir do enunciado "esta é a minha última garfada". O significado "última garfada" fica submerso diante do intuito discursivo que envolve palavras, gestos corporais e visuais da mãe ("acabe logo de comer"). A criança, por sua vez, está longe de querer "explicar" para a mãe que não se pode comer picolé no carro pois suja o banco, embora tenha produzido esse enunciado. Possivelmente, o seu intuito discursivo seria: "Me deixa comer meu picolé sossegada, caso contrário, vou entrar com o picolé dentro do carro e vou sujar o banco". Embora os sentidos possam extrapolar essa singela análise, o que queremos ressaltar é que o sentido está atrelado às condições de produção dos enunciados e aos enunciadores com suas histórias de vida, assentado em determinado cronotopo (relação tempo/espaço). E é nesse espaço (restaurante, ambiente público) e tempo (início do século 21) que estamos vivenciando uma nova configuração familiar em que a relação entre pais e filhos é menos hierarquizada e as crianças têm a possibilidade de enunciar seus desejos.

Como visto, o enunciado é sempre uma resposta a outros enunciados que já foram produzidos em outras situações interacionais; ou seja, o ato de fala é atravessado por outros discursos: "baseia-se neles, polemiza com eles, simplesmente os pressupõe já conhecidos do ouvinte" (Bakhtin, 2003, p. 272). Para o autor, o enunciado é um evento único e irrepetível. Isso significa que se a mesma "interação do restaurante" se repetisse todos os dias, a cada dia seria um novo evento, construído sobre outro tempo, e passível de produção de novos sentidos. Essa noção se afasta do conceito básico de frase como uma construção de sentido único, completo e atemporal. Pode-se estudar uma frase na gramática formal, mas a produção de uma "frase" entre interlocutores, em um contexto vivido ou em um diálogo escrito nos livros, deixa de ser um conjunto de palavras organizadas sintaticamente para ser uma construção de um projeto de dizer, tal como observado no diálogo acima. O falante não é um simples emissor e o ouvinte não é um mero receptor passivo.

Ao contrário, o "receptor" (interlocutor), ao ouvir e compreender um enunciado, adota uma atitude responsiva, isto é, ele pode concordar ou não, pode completar, discutir, ampliar, direcionar, enfim, pode atuar de forma ativa no ato enunciativo. Aliás, o locutor não deseja uma reação passiva, mas um retorno, uma vez que age no sentido de provocar uma resposta, atua sobre o outro buscando convencê-lo, influenciá-lo.

A adoção dessa atitude responsiva se dá durante todo o processo de escuta/leitura do enunciado do outro, à medida que o interlocutor vai compreendendo e formando sua opinião a respeito do que está ouvindo/lendo; toda compreensão suscita uma resposta e a gera obrigatoriamente (fazendo que o interlocutor assuma o papel de locutor). É claro que essa responsividade se manifesta de formas variadas; a resposta pode ser uma ação a pedido do locutor, pode ser um suspiro, um grito, um ato de silêncio, um gesto visual (olhar de raiva, de tristeza, de medo).

É assim que a compreensão da linguagem é concebida, como uma atividade complexa que comporta dimensões cognitivas, linguísticas, psíquicas/emocionais e sociais, e não deve ser submetida a visões reducionistas e dicotômicas que fragmentam e separam aspectos que participam da constituição dos sujeitos e de seus modos de interagir e viver socialmente.

A compreensão, enquanto ato ativo e responsivo, é fruto de um processo intersubjetivo, de negociações, engendrado por pessoas que participam, em determinado tempo e espaço, de uma rede dialógica. Enfim, a compreensão implica a tomada de posições valorativas e ideológicas, a intencionalidade que anima tal atividade e, nessa medida, pressupõe, também, resgatar a temporalidade e historicidade da palavra, das pessoas e das relações sociais. Por ser ativa, a compreensão contém um germe de resposta. O interlocutor, nesse caso, trabalha para a construção do sentido, realiza pressuposições, elabora diálogos com outros enunciados que fazem réplica ao que está sendo escutado/visto ou lido. Por isso, a compreensão é sempre uma réplica, ativa e responsiva, responsiva não apenas com as palavras, mas com o olhar, com os gestos que os interlocutores fazem enquanto escutam e veem a produção do dizer do outro.

É a partir dessa concepção de linguagem, de signo linguístico e de compreensão responsiva que passamos a interpretar e dar interpretabilidade aos fatos do mundo. É com essa noção que consideramos outras modalidades da linguagem na composição da enunciação, como veremos a seguir.

Da bivocalidade à verbivocovisualidade na constituição do enunciado

Os conceitos de bivocalidade, dimensão verbo-visual e verbivocovisualidade perpassam os estudos pautados em pressupostos bakhtinianos (Bakhtin, 2003; Brait, 2013; Paula e Serni, 2017) quando se referem às semioses verbais, visuais e vocais em seus aspectos constitutivos para a compreensão da linguagem.

A análise das múltiplas semioses para a compreensão tem sido bastante difundida, principalmente nos estudos sobre letramento multissemiótico, no qual se amplia a noção de letramento para o campo da imagem, da música, envolvendo cores, sons, *designs* etc. Considera-se que as multissemioses ou multimodalidades das mídias digitais perpassam as diferentes esferas de análise de atividade da linguagem e têm seu papel na construção de sentidos (Rojo, 2009).

No campo dos estudos da linguagem, os termos "multimodal" e "multimodalidade" têm sido utilizados sobretudo para se referir a pesquisas que estudam a relação entre gesto e fala, concebidos como um sistema interconectado (Silva e Faria, 2022). Os estudos de McNeill (1992) e Kendon (1982) são pioneiros na análise dessas relações e têm contribuído de forma fundamental para a compreensão dos processos de aquisição de linguagem, em particular no que concerne aos bebês (Cavalcante, 2019). Nessa perspectiva, os gestos e a fala compõem todo o enunciado linguístico e envolvem um composto de vocalizações, entonações, pausas, ritmicidades, movimentos faciais (olhos, pálpebras, sobrancelhas, boca) e gestos corporais. Existiria, assim, um "envelope multimodal do enunciado linguístico" (Fonte *et al.*, 2022, p. 200).

Xavier de Holanda *et al.* (2023) propõem, para o campo de estudos da multimodalidade, um olhar dialógico nas análises da aquisição de linguagem, destacando que é a partir do enunciado, na interação, que se visualiza a convergência entre linguagem dialógica e linguagem multimodal. Conforme os autores, nessa perspectiva, a enunciação é parte do diálogo e se manifesta de diversas formas. Ela não se restringe à linguagem verbal e à produção vocal, mas se baseia na matriz gestuo-vocal, que desempenha um papel fundamental na inserção da criança na linguagem. Uma vez que o enunciado é um "todo de sentido", é importante compreender que esse todo é formado por um conjunto de semioses (visuais, verbais, vocais, gestuais, corporais) que constituem as significações.

Para destacar essa noção de constitutividade entre linguagem verbal e visual, Brait (2013, p. 44) utiliza o termo "dimensão verbo-visual", marcando que tanto a linguagem verbal quanto a linguagem visual são constitutivas na produção de sentidos e não podem ser separadas, pois, se isso fosse feito, deixaríamos de ver o enunciado como um todo.

Brait (2013, p. 50), ao tratar do enunciado verbo-visual e da verbo-visualidade, afirma que é necessário diferenciar alguns aspectos fundamentais. Por um lado, diz a autora, existem estudos atrelados à dimensão visual, que são especificamente os ligados à arte. Esses fazem referência às obras que recuperam os trabalhos do Círculo para a leitura e interpretação da cultura visual. Por outro lado, há estudos que buscam explicar o verbal e o visual articulados em um único enunciado — algo que pode acontecer na arte ou fora dela e que tem gradações, movendo-se mais para o verbal ou mais para o visual, mas está organizado num único nível de expressão, numa combinatória de materialidades estruturadas.

O termo "verbivocovisualidade" tem sido usado por Paula (2017) para se referir à tridimensionalidade da linguagem na perspectiva bakhtiniana. Paula e Luciano (2020b, p. 717), ao explicarem a inclusão do "voco" (não presente nos trabalhos da pesquisadora Beth Brait), afirmam que ele propõe a concepção de enunciado verbo-visual como aquele que articula duas linguagens de mesma força compondo o projeto discursivo do sujeito. Entretanto, a proposta de Paula e Luciano se distingue da anterior, uma vez que adota uma noção de linguagem como sistema, conforme indicado por Bakhtin (2003), revestindo todo e qualquer enunciado, independente de sua materialidade. Além disso, propõe um terceiro elemento, ao que parece não considerado no conceito de verbovisual: o sonoro/vocal. Desse modo, "as dimensões verbal, vocal/sonora e visual se articulam indissociavelmente, conforme vimos apresentando no decorrer do texto" (Paula e Luciano, 2020b, p. 717).

Segundo esse ponto de vista, a consciência é formada na articulação do verbal com o visual e o sonoro — considerando que o sujeito enfatiza (por meio da entonação) —, mas ela não pode ser tomada isoladamente do discurso no enunciado, já que o sentido é construído a partir do conjunto de sentidos.Da mesma forma, a expressividade visual, a partir dos gestos, engendra também esse conjunto de sentidos (Paula e Luciano, 2020a).

Considerar essas questões para a compreensão implica reconhecer que todo enunciado apresenta inter-relações entre semioses verbais vocovisuais que acarretam múltiplas construções de sentido, indiscutivelmente importantes para a compreensão da linguagem (Bernardino, Brito e Silva, 2021).

Nessa construção arquitetônica, o sujeito considera a potencialidade tridimensional da linguagem, visto que a consciência não é formada em setores, mas sim na articulação do verbal com o visual e o sonoro. A entonação, aqui, não é apenas vocal, mas sonora, e determina a dimensão da linguagem.

Vale acrescentar que Paula e Luciano (2024) contrapõem a noção de níveis ou planos diferentes (a verbalidade, a vocalidade/sonoridade e a visualidade). Para eles, o enunciado é todo carregado de sentido, multimodal e coeso. Considera-se, aqui, a tridimensionalidade da linguagem. Dessa forma, o sujeito se apoia na máxima expressividade da linguagem para concretizar seu projeto de dizer por meio das formas do enunciado que lhe são disponíveis. Os autores entendem que os vestígios da verbivocovisualidade contribuem para a construção dos sentidos, como pode ser visto na imagem a seguir:

A partir dessa discussão, é importante ressaltar que enunciar é realizar um ato discursivo (produto), mas, ao mesmo tempo, é também realizar uma compreensão ativa (processo), ainda que silenciosa. Logo, todo e qualquer enunciado é constituído, simultaneamente, pelo ato discursivo e pela compreensão ativa. Em outras palavras, a construção do enunciado acontece tanto pelo que é expresso (produto) quanto pela compreensão ativa (processo), ainda que na forma de uma escuta silenciosa.

FIGURA 1 — Categorias de análise da verbivocovisualidade

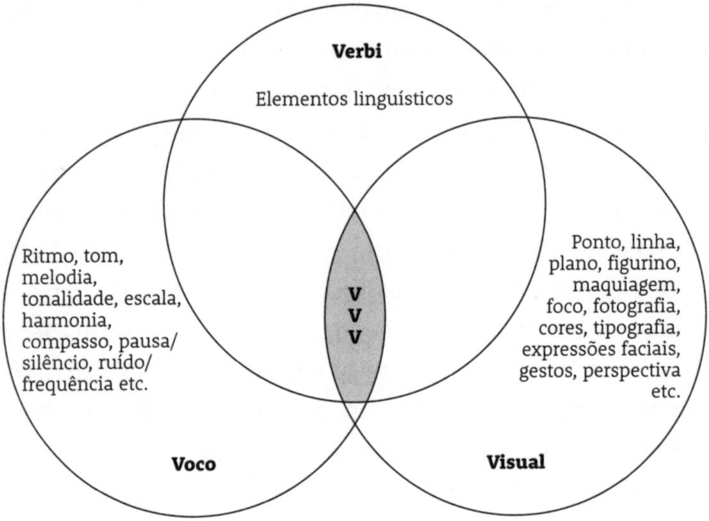

Fonte: Paula e Luciano, 2024, p. 84.

Esses traços das formas do enunciado são utilizados pelo outro para dar acabamento convencional ao sentido por meio da compreensão ativa (a qual está intimamente interligada ao processo de percepção), pois o enunciado é constituído pela relação entre o eu e o outro.

Implicações para a prática clínica

Pensar a avaliação da linguagem (compreensiva) a partir da perspectiva bakhtiniana implica levar em conta a instância da clínica como uma arena de produção de sentidos na qual o ato discursivo deixa de ser concebido como um produto linguístico pronto e acabado e centrar-se na dinâmica do processo de intercompreensão (Santana e Santos, 2017; Silva e Santana, 2024; Santana e Signor, 2024).

Na prática clínica, essa discussão foi realizada no trabalho de Silva e Santana (2024). As autoras utilizam o termo "intercompreensão" (Geraldi, 1991) para ressaltar o ato dialógico da compreensão e afastar-se de qualquer concepção na qual o sujeito é concebido como fonte de sentido. Na cena enunciativa entre interlocutores e uma criança com restrição de oralidade, o processo de significação ocorre na dialogia a partir da multimodalidade (expressão facial, entonação, fala, gestos). Marcas de subjetividade puseram em evidência (na cena enunciativa) o trabalho de construção de sentido entre os interlocutores, no caso, mãe/criança e terapeuta/criança. Ou seja, o avaliador também faz parte dessa dialogia e tem seu papel de produtor de sentidos visuais, vocais e verbais. Nesse caso, a transcrição da gravação em vídeo é imprescindível para que se possam analisar as marcas tridimensionais da linguagem.

Nesse contexto, devido à sua complexidade, a compreensão não pode ser objetificada (compreensão pobre; compreensão rica; compreensão de texto/ordem simples; compreensão de texto/ordem complexa restrita a ordens simples) ou mesmo medida/pontuada de forma passiva, como se fosse um produto individual a ser decodificado. A compreensão, que é ativa, é também participativa, na medida em que o produtor de sentidos busca formas de ser compreendido. A análise, dessa forma, recai sobre o processo de interação, de intercompreensão e dos caminhos que foram percorridos para que a construção de sentido pudesse ser realizada, os quais nem sempre são orais.

A partir da discussão apresentada neste capítulo, ressaltamos que, para a avaliação da compreensão, na perspectiva bakhtiniana, é importante considerar a significação como dinâmica, logo:

a) modifica-se a depender dos sujeitos da interação;
b) modifica-se a depender do cronotopo;
c) constitui-se de forma tridimensional;
d) apresenta-se a partir de diversos gêneros do discurso;
e) é um processo ativo e responsivo entre avaliador e avaliado.

Em suma, avaliar a linguagem compreensiva é considerar os enunciados produzidos na cena enunciativa em determinada época (com seus valores e ideologias) e em determinado espaço (a clínica). Na cena, dois e até mais sujeitos produzem enunciados tridimensionais, cada um com suas histórias de vida, imagens e pressuposições sobre o(s) outro(s). Esses enunciados ganham forma de gêneros do discurso nas mais diferentes esferas de atividade humana. Esse é o ponto de partida do qual a compreensão, na sua complexidade, pode ser analisada e até mesmo aferida quanto à sua tipicidade e atipicidade.

Referências

Bakhtin, M. "O problema do texto na linguística, na filologia e em outras ciências humanas. Uma experiência de análise filosófica". In: *Estética da criação verbal*. Trad. Paulo Bezerra. São Paulo: WMF Martins Fontes, 2003. p. 307-336.

Bakhtin, M.; Volóchinov, V. N. *Marxismo e filosofia da linguagem*. 12. ed. São Paulo: Hucitec, 2006.

Bernardino, R. A. S.; Brito, I. G.; Silva, E. C. "Construção de sentidos em enunciados verbivocovisuais: um olhar tridimensional para o gênero charge". *Letrônica*, v. 14, n. supl., p. e42466, 2021. DOI: https://doi.org/10.15448/1984-4301.2021.s.42466.

Brait, B. "Olhar e ler: verbo-visualidade em perspectiva dialógica". *Bakhtiniana — Revista de Estudos do Discurso*, v. 8, n. 2, p. 43-66, 2013. Disponível em: https://revistas.pucsp.br/index.php/bakhtiniana/article/view/16568. Acesso em: 16 nov. 2024.

Cavalcante, M. C. B. "Contribuições dos estudos gestuais para as pesquisas em aquisição da linguagem". *Linguagem & Ensino*, v. 1, p. 5-35, 2019. DOI: https://doi.org/10.15210/rle.v21i0.15199.

Fonte, R. F. L. et al. "Estudos em aquisição da linguagem e multimodalidade no Nordeste brasileiro". *Estudos da Língua(gem)*, v. 20, n. 1, p. 195-218, 2022. DOI: https://doi.org/10.22481/el.v20i1.12076.

GERALDI, J. W. *Portos de passagem*. São Paulo: WMF Martins Fontes, 1991.

KENDON, A. "The study of gesture: some remarks on its history". *Recherches sémiotiques/Semiotic inquiry*, v. 2, p. 45-62, 1982.

KOCH, I. V.; ELIAS, V. M. *Ler e compreender — Os sentidos do texto*. São Paulo: Contexto, 2007.

MCNEILL, D. *Hand and mind — What gestures reveal about thought*. Chicago: The University of Chicago Press, 1992.

PAULA, L. de; SERNI, N. M. "A vida na arte: a verbivocovisualidade do gênero filme musical". *Raído*, n. 11, v. 25, p. 178-201, 2017. DOI: 10.30612/raido.v11i25.6507.

PAULA, L. de; LUCIANO, J. A. R. "A filosofia da linguagem bakhtiniana e sua tridimensionalidade verbivocovisual". *Estudos Linguísticos*, n. 49, v. 2, p. 706-722, 2020a. DOI: https://doi.org/10.21165/el.v49i2.2691.

______. "A tridimensionalidade verbivocovisual da linguagem bakhtiniana". *Linha D'Água*, v. 33, n. 3, p. 105-134, 2020b. DOI: https://doi.org/10.11606/issn.2236-4242.v33i3p105-134.

______. "A filosofia bakhtiniana de linguagem e a pertinência da verbivocovisualidade". In: PEREIRA, R. A.; GUEDES PINTO, M. A. A.; AGUILERA, M. C. A. (orgs.). *Estudos do campo discursivo na contemporaneidade*. São Carlos: Pedro & João, 2024. p. 71-126.

ROJO, R. *Letramentos múltiplos, escola e inclusão social*. São Paulo: Parábola, 2009.

SANTANA, A. P.; SANTOS, K. P. "A perspectiva enunciativo-discursiva de Bakhtin e a análise da linguagem na clínica fonoaudiológica". *Bakhtiniana — Revista de Estudos do Discurso*, v. 12, n. 2, p. 174-190, maio-ago. 2017. DOI: https://doi.org/10.1590/2176-457327491.

SANTANA, A. P.; SIGNOR, R. "Plano terapêutico fonoaudiológico pautado no conceito de gêneros de Bakhtin: aspectos teórico-metodológicos". *Revista Distúrbios da Comunicação*, v. 29, n. 2, p. 365-376, 2017. DOI: https://doi.org/10.23925/2176-2724.2017v29i2p365-376.

______. "A compreensão na avaliação da linguagem: uma discussão a partir da perspectiva sociocultural". *Caminhos em Linguística Apli-*

cada, v. 30, n. 4, 2024. DOI: https://doi.org/10.69609/2176-8625.2024.v30.n4.a3790.

SILVA, F. A.; FARIA, E. N. B. "Considerações sobre gestos da fala: contínuo de Kendon, dimensões e sistema integrado". In: FARIA, E. N. B; CAVALCANTE, M. C. B; AFONSO, M. A. V. *Gesto e fala — Um olhar intercontinental sobre gêneros orais*. João Pessoa: Pontes, 2022. p. 201-215.

SILVA, C. A.; SANTANA, A. P. "A criança com restrição verbal e o conceito de intercompreensão e multimodalidade na clínica da linguagem: um estudo de caso". *Bakhtiniana — Revista de Estudos do Discurso*, v. 19, n. 2, p. e62685P, 2024. DOI: https://doi.org/10.1590/2176-4573p62685.

SOBRAL, A. "Filosofias (e filosofia) em Bakhtin". In: BRAIT, B. (org). *Bakhtin — Conceitos-chave*. São Paulo: Contexto: 2008.

XAVIER DE HOLANDA, D. et al. "Sob um olhar dialógico-multimodal: a matriz gesto e fala como palco de entrada da criança na linguagem". *Revista do Gelne*, v. 25, 3, p. e32212, 2023. DOI: https://doi.org/10.21680/1517-7874.2023v25n3ID32212.

2. Avaliação da compreensão da fala na perspectiva cognitiva

Mailce Borges Mota

Neste capítulo, abordaremos a avaliação da compreensão da fala a partir da perspectiva cognitiva, tal como instanciada no campo de conhecimento que denominamos psicolinguística. A psicolinguística é uma ciência que combina teorias e métodos da psicologia e da linguística para descrever e explicar as representações mentais e os processos de natureza cognitiva que fazem parte da aquisição, compreensão e produção da linguagem. Da psicologia, a psicolinguística incorpora a abordagem experimental e o vasto conhecimento da área sobre os processos de percepção, memória, atenção, controle executivo, raciocínio, tomada de decisão, resolução de problemas e aprendizagem, entre outros. Da linguística, toma as teorias, modelos e hipóteses sobre a linguagem e seus vários domínios (fonético, fonológico, morfológico, sintático, semântico e pragmático), bem como a descrição detalhada das línguas. Apesar de ter a psicologia e a linguística como suas principais bases, a psicolinguística é um campo essencialmente interdisciplinar, e os estudos aí conduzidos podem ter forte interface com áreas como a modelagem computacional, a inteligência artificial, a neurociência cognitiva, a educação e a filosofia.

Grande parte da pesquisa na psicolinguística se dedica ao processamento da linguagem por adultos, almejando entender, por exemplo, como ganhamos acesso ao nosso léxico mental ou como processamos estruturas sintáticas complexas, como a voz passiva. Porém, há um número cada vez mais maior de estudos sobre o processamento da linguagem por crianças. Outras vertentes são a psicolinguística do desenvolvimento, que se dedica ao estudo do processo de aquisição da linguagem por crianças, a psicolinguística do bilinguismo e do multilinguismo, que investiga os processos de aprendizagem de línguas adicionais, bem como o processamento dessas línguas durante a compreensão e a produção, e a psicolinguística aplicada, que se volta para os comprometimentos dos processos de aquisição, aprendizagem e desenvolvimento da linguagem, incluindo patologias, transtornos e dificuldades a ela relacionados.

Tradicionalmente, considera-se que a psicolinguística surgiu como área de conhecimento na década de 1950, embora saibamos que as raízes da disciplina se encontram na pesquisa experimental do final do século 18 sobre a psicologia da linguagem (Levelt, 2013). Três principais acontecimentos, que coincidentemente se passaram no ano de 1951, nos Estados Unidos, contribuíram de modo fundamental para a instauração dos anos 1950 como o marco de fundação da disciplina.

O primeiro foi um evento, o Seminário Interdisciplinar de Verão em Psicologia e Linguística, organizado na Universidade Cornell, de junho a agosto de 1951. Esse seminário, até hoje considerado o berço da psicolinguística moderna, teve como objetivo examinar as relações entre a psicologia e a linguística, bem como fazer recomendações sobre o desenvolvimento da área chamada psicolinguística.

O segundo acontecimento foi a publicação do livro *Language and communication* [Linguagem e comunicação], do psicólogo estadunidense George A. Miller, considerado um dos fundadores da psicologia cognitiva. Mesmo não tendo participado do Seminário Interdisciplinar em Cornell, Miller tratava de ideias semelhantes e desenvolveu, na obra, uma abordagem à comunicação, revisando e unificando várias propostas teóricas, entre elas a teoria matemática da comunicação de Claude Shannon e Warren Weaver (publicada em seu livro *The mathematical theory of communication* [A teoria matemática da comunicação], de 1949) e a teoria de processamento da informação, que define a cognição como "a operação coordenada de processos mentais ativos em um sistema de memória multicomponencial" (Aschcraft, 1994, p. 42, tradução nossa).

Por fim, o terceiro acontecimento de 1951 foi a publicação do artigo "The problem of serial order in behavior" [O problema da ordem serial no comportamento], do psicólogo fisiológico (mas também zoólogo e neurocirurgião) estadunidense Karl Lashley. No artigo, Lashley desafia a visão behaviorista que explica o comportamento, incluindo a linguagem e a fala, por meio de teorias de cadeias de associação.

Juntos, esses três eventos anunciaram os novos rumos da pesquisa sobre a linguagem. No mesmo período, Noam Chomsky apresentava suas ideias, rejeitando veementemente as propostas do behaviorismo, tanto no que diz respeito à natureza da linguagem humana quanto à sua aquisição. Esses novos rumos seriam explorados durante toda a década de 1950 e as seguintes, em grande parte configurando a perspectiva dominante na psicolinguística, herdada da psicologia cognitiva, de que a nossa coleção de sistemas e processos cognitivos, incluindo a linguagem verbal, pode ser abordada a partir da teoria do processamento da informação.

Neste paradigma, a linguagem é uma função da mente (Fedorenko *et al.*, 2024) e a mente é um processador que, grosso modo, realiza operações sobre a informação. Essas operações são implementadas em estágios e geram uma resposta de saída que servirá de *input* para outras operações ou sistemas cognitivos. Tal visão adota a metáfora da mente como um computador, e é daí que passamos a utilizar termos como decodificação, armazenamento, recuperação e computação da informação, entre outros, para nos referirmos a processos cognitivos (Xiong e Proctor, 2018).

A teoria de processamento da informação e a metáfora da mente como um computador têm grande influência, até os dias de hoje, sobre a psicolinguística experimental, arcabouço a partir do qual trataremos da avaliação da compreensão oral. No presente capítulo, tomamos a linguagem verbal como um sistema combinatório, que pode transmitir um número infinito de mensagens a partir de um conjunto finito de itens lexicais, e como uma cognição que, implementada pelo cérebro humano, relaciona o pensamento a sinais acústicos (ou a sinais e movimentos das mãos e do rosto, no caso das línguas de sinais). A seguir, primeiro apresento uma descrição psicolinguística da modalidade de compreensão da fala na língua materna, e depois faço considerações sobre a avaliação dessa modalidade a partir da psicolinguística.

Compreensão da fala

Começaremos a descrição psicolinguística da compreensão da fala fazendo menção ao primeiro estágio da tarefa, que é a percepção de palavras, um processo complexo que traz consigo *o problema da segmentação* da cadeia da fala: uma vez que a fala é distribuída no tempo e apresenta pistas fracas das fronteiras entre segmentos e palavras, como conseguimos ouvir uma sequência discreta de unidades sonoras se o sinal acústico é contínuo? Quando ouvimos a fala em nossa língua materna, temos a impressão de que a cadeia de sons é claramente segmentada e de que há “espaços” entre as palavras — como quando estamos lendo, em que há espaços em branco entre uma palavra e outra. Porém, essa é uma espécie de ilusão, causada pela experiência com a nossa língua materna, que nos faz pensar que a fala é uma sequência de unidades discretas (nesse caso, as palavras). É só ouvirmos uma língua estrangeira que não dominamos e logo percebemos que a única pista de segmentação da fala de que dispomos é o silêncio breve do interlocutor ao final de um enunciado. A segmentação do contínuo da fala é um desafio para a compreensão oral e, antes, para a aquisição da linguagem por crianças e para a aprendizagem de línguas adicionais.

Há, ainda, outros aspectos que contribuem para a complexidade da percepção de palavras na tarefa de compreensão oral: na corrente da fala, omitimos fonemas, fazemos assimilações ou mudamos a pronúncia de um fonema dependendo do som que o antecede ou o segue. Além das assimilações, há também os efeitos da coarticulação, provocados pelos movimentos do nosso aparato vocal, que fazem com que a articulação de um som sofra a influência da articulação de um som vizinho. As propriedades acústicas dos fonemas não são fixas, variam de acordo com o contexto em que se apresentam e com a velocidade da fala. Essa variabilidade acústica junta, ao problema da segmentação, o *problema da ausência de invariância* nas propriedades acústicas da fala (Kluender e Kiefte, 2006). Esses dois problemas constituem-se em desafios para a compreensão oral.

Apesar disso, contudo, somos extremamente eficazes na percepção da fala, realizando esse processo de forma automática e sem esforço aparente. Para lidar com o problema da segmentação da fala, utilizamos algumas estratégias. Por exemplo, com a estratégia de restrição de palavras possíveis, segmentamos a fala de modo que cada segmento corresponda preferencialmente a uma palavra, e não a uma sílaba e muito menos a uma palavra impossível na língua. Utilizamos também estratégias de detecção de sílabas, bem como as pistas rítmicas, como o reconhecimento de sílabas tônicas e átonas nas palavras, e as pistas das propriedades fonotáticas da língua (sabemos, por exemplo, quais sequências de fonemas são permitidas e quais não são permitidas de modo algum).

Já para lidar com o problema da ausência de invariância, recorremos à percepção categórica dos fonemas, ou seja, ouvimos os sons da fala como pertencentes a categorias específicas, distinguindo-os a partir delas. Além disso, sem perceber, fazemos restauração de fonemas e integramos pistas na percepção de um som em particular: por exemplo, integramos pistas visuais, como a forma e os movimentos da boca do falante, às pistas auditivas, buscando compatibilidade entre elas. Além disso, nos adaptamos à variabilidade das características da fala do interlocutor, à sua variedade linguística e registro, à velocidade da sua fala e às características acústicas do ambiente em que estamos.

Vencido o primeiro estágio da compreensão oral, o de percepção da palavra, o seguinte é o reconhecimento da palavra. Esse estágio pode ser decomposto em subestágios, entre os quais destacamos: (1) a análise pré-lexical; (2) o contato, a ativação e a seleção; e (3) o acesso lexical, que completa o reconhecimento do item lexical. Vejamos cada um desses subestágios.

Durante o reconhecimento da fala, o subestágio pré-lexical mobiliza processos perceptuais que analisam o *input* linguístico oral em unidades. Embora haja disputas teóricas sobre a natureza da análise pré-lexical, o consenso é que essas unidades são os fonemas, porque estes, se alterados, podem alterar também o significado da palavra. Nesse sentido, uma análise pré-lexical que tome o fonema como a unidade principal permite ao ouvinte identificar aqueles fonemas que são fundamentais para distinguir uma palavra da outra, o que, por sua vez, permite o reconhecimento da palavra antes mesmo que a cadeia sonora correspondente a ela esteja completa — ou seja, quando ouvimos a fala, somos capazes de reconhecer as palavras antes que nosso interlocutor finalize a produção, e isso é possível porque realizamos uma análise pré-lexical da palavra baseada em unidades do tipo fonema. Tal fato contribui para que nosso processamento durante a compreensão oral seja rápido e muito eficiente.

É importante ressaltar, entretanto, que é de certo modo controversa, na psicolinguística experimental, a ideia de que os fonemas são mesmo as unidades de análise pré-lexical (Warren, 2012). Alguns pesquisadores, entre eles Kluender e Kiefte (2006), argumentam que o fonema é um construto linguístico, e não psicológico (ou cognitivo), pois, como aponta Liberman (1996), a inexistência de invariâncias acústicas não permite que a corrente da fala seja decomposta em unidades tão mínimas como os fonemas. Para esses pesquisadores, se há realidade psicológica para o fonema, esta é uma consequência da aprendizagem da leitura em línguas alfabéticas, em que desenvolvemos a capacidade de associar grafemas a fonemas. O fato de que as pessoas não alfabetizadas e os falantes de línguas não alfabéticas sejam capazes de compreender a fala, mesmo sem terem desenvolvido a capacidade de identificar unidades mínimas como fonemas, é evidência de que essa identificação, no estágio de análise pré-lexical, é desnecessária. Unidades alternativas de análise no estágio pré-lexical de reconhecimento da palavra seriam o traço fonético (vozeamento, por exemplo), uma unidade menor que o fonema, ou unidades maiores que o fonema, como os dífonos e as sílabas.

Finalizado o estágio de análise pré-lexical, o próximo é o subestágio de contato, ativação e seleção. Esse subestágio demanda o pareamento entre o resultado da análise pré-lexical e as formas armazenadas no léxico mental. A descrição do processamento que ocorre nesse subestágio depende do modelo teórico adotado. Alguns modelos propõem, por exemplo, que o contato inicial é automático (*bottom-up*), enquanto outros concebem que o contexto linguístico influencia a pré-seleção de palavras, o que faz o subestágio ser do tipo *top-down*. Já os modelos de ativação paralela preconizam o contato simultâneo dos resultados da análise pré-lexical com várias palavras ao mesmo tempo.

Um dos modelos de reconhecimento auditivo da palavra mais populares na pesquisa psicolinguística que trata do reconhecimento oral da palavra é o modelo de coorte (*Cohort Model*), proposto por Marslen-Wilson e Welsh (1978). O modelo propõe que, durante a compreensão da fala, assim que começamos a ouvir uma palavra, ativamos um conjunto de várias palavras que são candidatas em potencial à seleção, porque compartilham semelhanças acústicas com aquela que estamos ouvindo. À medida que vamos ouvindo a palavra, as outras candidatas são eliminadas com base nas informações fonéticas que estamos recebendo, até chegarmos no ponto de unicidade, o momento em que o conjunto de palavras candidatas à seleção é reduzido a uma única opção.

Esse processo de ativação e redução do conjunto de palavras candidatas acontece de forma muita rápida, na ordem dos milissegundos, como todo processo psicolinguístico. As candidatas que compõem a coorte são contatadas ao ouvirmos os sons iniciais de uma palavra: em cerca de 150 milissegundos após começarmos a ouvi-los (Harley, 2008), já ativamos todas as palavras de nosso léxico mental que têm uma sequência semelhante de sons. O nível de ativação dessas palavras aumenta de forma incremental (ou seja, à medida que recebemos informações sonoras), de modo que a palavra a ser selecionada, que corresponde inteiramente a essas informações, será aquela com maior grau de ativação.

O modelo de coorte de reconhecimento de palavras é essencialmente do tipo *bottom-up* e estipula que o contexto sintático-semântico não exerce restrição sobre o número inicial de palavras candidatas à seleção. O modelo estabelece também que a taxa de ativação das palavras que formam a coorte é afetada pela frequência delas, de modo que aquelas mais frequentes têm também maior taxa de ativação. Para a seleção da palavra, é a informação fonética que tem prioridade. A informação do contexto linguístico, nesse momento de contato, ativação e seleção lexicais, não é relevante.

Após o contato, a ativação e a seleção da palavra, chegamos ao acesso lexical propriamente dito. Inicialmente, quando selecionamos uma palavra que corresponde à informação sonora que ouvimos, nos amparamos principalmente em sua forma. Entretanto, as palavras contêm informações para além da forma; elas contêm informações semânticas e sintáticas. O acesso lexical é o momento em que essas informações se tornam disponíveis (Warren, 2012). Com o acesso às informações semânticas e sintáticas, completamos o reconhecimento da palavra — fase essencial da compreensão oral.

Outros fatores psicolinguísticos são importantes no reconhecimento auditivo das palavras. Entre estes, ressaltamos os efeitos de frequência (palavras que ouvimos com mais frequência são mais facilmente processadas do que palavras menos frequentes) e os efeitos de vizinhança fonológica e ortográfica (palavras com muitas vizinhas fonológicas, por exemplo, requerem maior tempo para identificação). Esses efeitos afetam o grau de competição — outro fator psicolinguístico importante no processo de reconhecimento da palavra durante a compreensão oral — entre as palavras candidatas à seleção lexical.

Em resumo, para a compreensão oral precisamos, de imediato, realizar duas tarefas: segmentar a corrente da fala em palavras e reconhecer essas palavras. Contudo, a compreensão da fala vai muito além do reconhecimento de palavras. No uso da linguagem, as palavras são utilizadas em contextos sentenciais. As sentenças, por sua vez, são produzidas em contextos discursivos e pragmáticos. Além disso, há um número considerável de estudos mostrando que o processamento de uma palavra depende, em parte, dos itens lexicais que a precedem (Kuperberg e Jaeger, 2016).

Na psicolinguística há consenso sobre o fato de que, no contexto de uma sentença, as palavras são processadas assim que as ouvimos — ou seja, são processadas de forma incremental: não esperamos o final da sentença para começarmos o processo de compreensão. Entretanto, é importante observar que a compreensão de uma sentença é alcançada a partir das relações sintáticas entre todas as palavras que a compõem. Assim, uma de nossas tarefas durante a compreensão da fala é realizar a computação sintática das sentenças que estamos ouvindo. Esse processo é denominado *parsing* e é realizado por um *parser*, ou analisador sintático — um conjunto de mecanismos e procedimentos para o processamento de estruturas sintáticas.

Assim como temos um sistema de reconhecimento de palavras, temos um sistema de reconhecimento, por análise, da estrutura sintática das sentenças que ouvimos. Esse reconhecimento, por ser incremental, sendo realizado à medida que processamos as palavras na sentença, nos leva a interpretações parciais. Nosso processamento linguístico não gosta de esperar e, não sem razão, temos problemas com sentenças que são sintaticamente ambíguas ("O menino encontrou o colega feliz") ou temporariamente ambíguas e que causam o efeito labirinto ("A Ana beijou o Pedro e o irmão dele postou uma foto no Instagram"), que ocorre quando a ambiguidade temporária de uma sentença nos leva a uma interpretação incorreta, incompatível com a estrutura sintática, o que exige reanálise pelo *parser*.

É a partir de dois processos que começamos a gerar uma representação mental inicial da sentença. Para que a compreensão de sentenças seja bem-sucedida, precisamos identificar a categoria sintática de cada palavra na sentença e designar papéis temáticos (quem está fazendo o que para quem). Para a designação de papéis temáticos, precisamos analisar a estrutura argumental do verbo. Faz parte do nosso conhecimento sobre os verbos da nossa língua materna saber as relações temáticas, ou os papéis temáticos, dos verbos. Papéis temáticos, conforme Soares e Menuzzi (2010, p. 15), são "relações que estão diretamente ligadas aos significados dos verbos": os tipos de eventos que eles descrevem, quantos e que tipos de participantes podem estar envolvidos, bem como o papel desses participantes. Por exemplo, quando ouvimos o verbo "doar", sabemos que ele requer pelo menos dois participantes: o que doa e o que é doado. Sabemos também que esses participantes podem ser animados ("A menina doou seu gato") ou inanimados ("O banco doou dinheiro") e que podemos combinar esses tipos de participantes na mesma frase ("A mulher doou roupas"). Outro aspecto importante considerado pelo nosso *parser* na análise da sentença é a transitividade verbal. Conforme Kenedy e Othero (2018), verbos intransitivos não selecionam complementos e são monoargumentais, ao passo que verbos transitivos selecionam pelo menos um complemento, podendo ser verbos transitivos diretos, indiretos ou bitransitivos.

Há, na literatura psicolinguística, vários modelos de processamento que explicam como construímos a representação mental de uma sentença. Modelos autônomos preconizam o uso da informação sintática — e somente esse tipo de informação — nos estágios iniciais da construção da representação mental da sentença; são modelos que defendem a autonomia da sintaxe no processamento da sentença. Já os modelos interativos propõem que outras informações (por exemplo, informação semântica) podem influenciar o processamento sintático em qualquer etapa desse processamento. Em modelos de processamento de sentenças de estágio único, tanto a informação sintática quanto a informação semântica são empregadas na construção da representação mental da sentença. Modelos de duplo estágio, por sua vez, estabelecem que no primeiro estágio do processamento da sentença a prioridade é para o processamento sintático, que é entendido como um processo autônomo. O processamento semântico ocorre no segundo estágio, na fase de reanálise da sentença.

É importante ressaltar que, na compreensão oral de sentenças, a prosódia (a ênfase, o ritmo e a entoação de uma frase) tem papel relevante (Sedivy, 2020), particularmente no caso de processamento de sentenças ambíguas, em que, apesar de não haver correspondência unívoca entre padrão prosódico e estrutura sintática, é possível utilizarmos elementos tais como as pausas e a duração das sílabas para agrupar palavras em constituintes, o que nos ajuda a resolver a ambiguidade da sentença. Por fim, é importante ressaltar também que, no processamento de sentenças durante a compreensão oral, podemos antecipar informação, fazendo predições sobre o *input* linguístico que está por vir. Esses processos antecipatórios se amparam em uma gama de informações contextuais, tanto linguísticas como não linguísticas, tais como o conhecimento de mundo, a narrativa em que uma sentença está inserida, pistas pragmáticas e suposições sobre as intenções do interlocutor.

O que sucede o reconhecimento de palavras e a construção de representações mentais de sentenças? Como integramos esse reconhecimento e essas representações mentais de modo a alcançar o objetivo final, que é compreender o que estamos ouvindo? De acordo com Harley (2008), a compreensão oral é a etapa do processamento da linguagem que ocorre após o reconhecimento lexical e o *parsing*. É nessa etapa que integramos a informação até então processada e construímos um modelo mental do que está sendo comunicado, por meio do conteúdo proposicional das sentenças. Essa integração é realizada no nível do discurso. A compreensão oral é afetada pelas restrições temporais da fala. Envolve, também, o processamento semântico e referencial, exigindo não apenas a extração de sentido do que ouvimos, mas também a construção de uma relação entre esse sentido e nosso modelo de mundo, ou modelo mental, de maneira coesa e coerente.

Nessa etapa de integração de sentido a um modelo mental, uma cognição importante para a compreensão da fala são os sistemas de memória, tanto o da memória de longo prazo quanto o da memória de trabalho. Esses sistemas são necessários não só para o tratamento da informação linguística no curso do processamento como também para o armazenamento de informações relacionadas a tempo, espaço, relações de causa e efeito, características e pensamentos de um protagonista, bem como inferências que, em seu conjunto, constituem o modelo mental construído a partir do processamento linguístico. Tendemos a lembrar as proposições das sentenças, ou seja, a realidade que representam, e não suas palavras ou estrutura sintática. É possível, entretanto, formar memórias dos aspectos literais de uma sentença quando a ordem das palavras é importante para a compreensão, ou no caso de piadas, por exemplo, em que o efeito de humor depende de uma estrutura relativamente fixa das palavras e do encadeamento das proposições. Em todos os casos, porém, nossa memória é melhor para informações que, de forma subjetiva, avaliamos que são importantes.

Além dos sistemas de memória, outros elementos relevantes para a compreensão oral são o conhecimento prévio e de mundo, que auxilia na retenção de informações na memória de longo prazo, os vários tipos de inferência (lógica, retroativa e elaborativa) e a referência (ou seja, a identificação daquilo a que as coisas se referem, fenômeno que se manifesta linguisticamente pela correferência, pelo antecedente e pela anáfora).

Na linguagem em uso, palavras são produzidas e compreendidas em contextos de sentenças. Sentenças, por sua vez, são produzidas e compreendidas em contextos discursivos. O objetivo final do processamento linguístico que realizamos é criar ou compreender significados. No caso da compreensão, é, por assim dizer, construir uma representação mental do significado do que ouvimos. O conteúdo linguístico, em si, é o ponto inicial desse processo e não contém todas as informações de que precisamos para construir uma representação mental do significado de um enunciado. Como Sedivy (2020) nos explica, recriamos o mundo, ou a situação, representados no conteúdo linguístico que estamos ouvindo. Partindo do conteúdo linguístico para a construção de estruturas do pensamento, é essa recriação que nos permite inferir o que não está explícito no enunciado, compreender metáforas, estabelecer relações (lógicas, temporais e de causa e efeito) entre as sentenças e entre os eventos de uma narrativa.

A compreensão é, como afirmam Zwaan e Rapp (2006, p. 726), "a construção e aplicação de uma representação mental integrada dos eventos descritos", em um texto oral ou escrito, emergindo da interação recíproca entre a informação linguística presente nesses textos e a experiência do indivíduo (seu conhecimento prévio e de mundo). A representação mental que resulta dessa interação é denominada modelo mental ou modelo da situação (Johnson-Laird, 1983; Van Dijk e Kintsch, 1983). Podemos dizer que compreendemos a linguagem oral quando construímos um modelo mental da situação descrita no discurso.

A construção desse modelo mental depende, também, do gênero discursivo, e aqui ressaltamos três: a narrativa, a exposição e o discurso procedimental. Em uma narrativa típica, temos uma estrutura causal formada por uma cadeia de eventos que levam a outros eventos, de modo que é possível estabelecer relações de causa e efeito entre eles. Já os textos expositivos normalmente visam explicar alguma temática ou persuadir o ouvinte (ou o leitor). Assim como no caso de narrativas, o conhecimento sobre o que esperar de um texto expositivo pode influenciar nossa compreensão. Por fim, o que denominamos discurso procedimental visa fornecer sequências de instruções e ações a serem executadas, normalmente de forma explícita e detalhada. O nosso conhecimento sobre narrativas, exposições ou textos explicando uma sequência de procedimentos gera expectativas sobre o que obter desses gêneros, e essas expectativas influenciam a compreensão e a retenção de informações. A compreensão é afetada, também, pelo conhecimento prévio que temos sobre o que estamos ouvindo ou lendo. Esse conhecimento, quando ativado e recuperado de nossa memória de longo prazo, facilita a compreensão, e esse fato, em si, tem importantes desdobramentos pedagógicos e para a avaliação da compreensão.

Van Dijk e Kintsch (1983) são os autores de um influente modelo de compreensão do discurso na modalidade escrita, o qual pode ser aplicado à compreensão oral, dado que essas duas modalidades têm processos em comum. Os autores propõem que o modelo mental que resulta da compreensão tem três níveis. O primeiro nível é uma representação superficial do que foi lido (ou ouvido). Essa representação, se não for pragmaticamente relevante, logo se esvai da memória. O segundo nível é proposicional e contém as ideias apresentadas de maneira explícita no texto, bem como inferências de ligação, que permitem que o indivíduo preencha lacunas nas informações para criar uma representação mental coerente e coesa. O produto desse nível é a construção do texto-base. O terceiro nível é o do modelo da situação, considerado essencial para a compreensão. Esse modelo contém vários tipos de informação, incluindo informação espacial, causal e temporal, bem como as características, objetivos e pensamentos dos protagonistas e as características dos objetos. No decurso da compreensão, vamos atualizando o modelo à medida que recebemos informações novas. Desse modo, o tempo é uma variável importante na construção de modelos mentais — tanto o tempo relacionado ao momento que recebemos informação nova quanto o tempo relativo da informação que está sendo apresentada. É por esse motivo que somos particularmente atentos a marcadores de segmentação (expressões como "há um mês", "em seguida", "mais tarde"), pois sinalizam a descontinuidade temporal e uma possível mudança na estrutura do que estamos ouvindo.

Avaliação da compreensão da fala

A descrição dos aspectos psicolinguísticos da compreensão da fala que apresentamos anteriormente deixa claro que avaliar esse processo a partir da perspectiva cognitiva não é tarefa fácil. A compreensão oral da linguagem resulta da combinação de muitos processos linguísticos e cognitivos. Os aspectos linguísticos envolvem todos os domínios da linguagem, o que inclui a fonética e a fonologia, a morfologia, a sintaxe, a semântica, a pragmática e o discurso e seus gêneros. Os aspectos cognitivos, por sua vez, envolvem, minimamente, a percepção, a memória de longo prazo e a de trabalho, a atenção, o controle executivo, a flexibilidade cognitiva e o conhecimento prévio do indivíduo. Juntos, os aspectos linguísticos e os cognitivos interagem de forma dinâmica para que possamos construir um modelo mental do que estamos ouvindo. A avaliação da compreensão oral deve distinguir estes dois domínios — o linguístico e o cognitivo — e deve ter rubricas claras sobre o que se entende por linguagem e por compreensão da linguagem.

A avaliação da habilidade de compreensão oral é uma tarefa crucial para o profissional da área da linguagem, tanto no caso de crianças quanto no de adultos. No caso de crianças, a compreensão da fala é um preditor importante do desenvolvimento de habilidades linguísticas expressivas. Déficits na compreensão e/ou na produção da linguagem podem comprometer o desenvolvimento das habilidades socioemocionais da criança, bem como aumentar o risco de transtornos emocionais e comportamentais (Fisher, 2017). No caso de adultos, a avaliação da compreensão oral é importante para o acompanhamento dos efeitos fisiológicos e neurocognitivos do envelhecimento. Além disso, tanto para crianças quanto para adultos, a avaliação da compreensão oral é importante também no caso de lesão cerebral que resulte em comprometimento da linguagem.

É importante ressaltar que a abordagem psicolinguística aplica, na avaliação da linguagem em qualquer modalidade, os princípios de teorias de processamento da informação, propondo a análise dos níveis mais simples e também dos níveis mais complexos que compõem o processo. Desse modo, na visão psicolinguística, o foco de uma avaliação deve recair sobre o processamento linguístico e cognitivo, e não sobre a descrição e classificação de sintomas de natureza clínica. Para isso, é necessário que a avaliação tenha como base um modelo psicolinguístico da modalidade em questão. Os itens do instrumento de avaliação (normalmente uma bateria) devem estar relacionados explicitamente aos componentes do modelo que está sendo utilizado como base.

Conforme apontado por Hogan *et al.* (2014), há uma carência de recomendações específicas sobre como avaliar a compreensão oral e como implementar intervenções que possam promover o desenvolvimento dessa habilidade. Essa carência é lamentável, principalmente porque sabemos que há uma relação importante entre a compreensão oral e a aprendizagem da leitura. Por exemplo, na visão simples da leitura proposta por Gough e Tunmer (1986), a compreensão leitora resulta de dois fatores: o reconhecimento da palavra escrita e a compreensão da fala (ou seja, do material linguístico que é ouvido). Há evidência robusta para a correlação entre esses dois fatores: mesmo sendo habilidades distintas, juntos explicam a variação individual no desenvolvimento da compreensão leitora tanto em crianças quanto em adultos.

Na visão simples da leitura, a relação entre as habilidades de reconhecimento da palavra escrita e de compreensão da fala altera-se ao longo do tempo. A teoria prevê um incremento da influência da compreensão oral na compreensão leitora, à medida que a decodificação e o reconhecimento da palavra se automatizam e aumenta a exposição da criança a textos mais complexos.

Por que a compreensão oral exerce influência sobre a compreensão leitora? Hogan *et al.* (2014) explicam que crianças com boa compreensão extrapolam o reconhecimento de palavras e o processamento de sentenças e constroem, de imediato, um modelo mental, integrando, de forma coesa, todas as proposições do *input* que estão ouvindo. Outros elementos contribuem para que a compreensão seja eficiente: o vocabulário — e, nele, a qualidade lexical dos itens —, a inferência e o conhecimento prévio mobilizado durante a interação. Hogan *et al.* (2014), desse modo, recomendam que a avaliação da compreensão oral inclua pelo menos esses três elementos.

A avaliação da compreensão oral é importante, também, no caso de idosos, população que tem crescimento acelerado no Brasil. Um dos fatores importantes no envelhecimento saudável é a preservação das habilidades linguísticas do indivíduo. Essas habilidades podem sofrer alterações no que diz respeito ao léxico e à capacidade de compreender sentenças e textos. A perda auditiva, relativamente comum no envelhecimento, também compromete a compreensão oral. Um dos instrumentos mais tradicionais de avaliação neuropsicológica da linguagem que inclui um componente de compreensão oral é o *Boston Diagnostic Aphasia Examination* (BDAE). Esse instrumento tem como objetivos diagnosticar síndromes afásicas e inferir a localização da lesão, mensurar a severidade do comprometimento causado pela afasia, determinar se ao longo do tempo há mudanças no desempenho linguístico e guiar, de forma abrangente, a avaliação da linguagem para fins terapêuticos. A versão mais recente do BDAE avalia a linguagem de forma quantitativa e qualitativa e inclui mais de 50 subtestes, que podem ser administrados nas versões padrão, curta e extensa. Na versão padrão, o teste é dividido em cinco seções principais, cujos domínios linguísticos são a linguagem conversacional e expositiva, a compreensão auditiva, a expressão oral, a leitura e a escrita. Embora seja um instrumento elaborado para a população com comprometimento neurológico, também tem sido usado para avaliar a linguagem na população idosa. Há uma versão do teste em português, traduzida e adaptada por Radanovic e Mansur (2002).

No cenário nacional, não encontramos nenhum instrumento de avaliação da compreensão da linguagem oral desenvolvido especificamente para a população brasileira, seja a infantil ou a adulta, que esteja padronizado. Dada a importância da avaliação dessa habilidade linguística, são urgentes os estudos voltados para a elaboração de tal instrumento. Além dos fatores psicolinguísticos considerados neste capítulo, é importante ter em mente que a avaliação da linguagem é afetada por variáveis socioeconômicas e educacionais, que são fatores ainda mais relevantes ao considerarmos a população brasileira, visto a nossa enorme desigualdade social. Esperamos que as ideias apresentadas aqui possam inspirar aqueles interessados na avaliação da compreensão oral e, quem sabe, inspirar também o desenvolvimento de instrumentos voltados para esta habilidade.

Referências

ASCHCRAFT, M. H. *Human memory and cognition*. 3. ed. New York: Harper Collins College Publishers, 1994.

FEDORENKO, E.; IVANOVA, A.; REGEV, T. I. "The language network as a natural kind within the broader landscape of the human brain". *Nature Reviews Neuroscience*, v. 25, p. 289-312, 2024.

FISHER, E. L. "A systematic review and meta-analysis of predictors of expressive-language outcomes among late talkers". *Journal of Speech, Language, and Hearing Research*, v. 60, n. 10, p. 2935-2948, 2017.

GOUGH, P. B.; TUNMER, W. E. "Decoding, reading, and reading disability". *Remedial and Special Education*, v. 7, n. 1, p. 6-10, 1986. DOI: https://doi.org/10.1177/074193258600700104.

HARLEY, T. *The psychology of language — From data to theory*. Hove/New York: Psychology Press, 2008.

HOGAN, T; ADLOF, S. M.; ALONZO, C. N. "On the importance of listening comprehension". *International Journal of Speech-Language Pathology*, v. 16, n. 3, p. 199-207, 2014. DOI: https://doi.org/10.3109/17549507.2014.904441.

JOHNSON-LAIRD, P. N. *Mental models — Towards a cognitive science of language, inference and consciousness*. Cambridge: Cambridge University Press, 1983.

KENEDY, E.; OTHERO, G. A. *Para conhecer sintaxe*. São Paulo: Contexto, 2018.

KLUENDER, K. R.; KIEFTE, M. "Speech perception within a biologically realist information-theoretic framework". In: TRAXLER, M; GERNSBACHER, M. A (orgs.). *Handbook of psycholinguistics*. London: Academic Press, 2006. p. 153-199.

Kuperberg, G. R.; Jaeger, T. F. "What do we mean by prediction in language comprehension?". *Language, Cognition and Neuroscience*, v. 31, n. 1, p. 32-59, 2016. DOI: https://doi.org/10.1080/23273798.2015.1102299.

Lashley, K. S. "The problem of serial order in behavior". In: Jeffress, L. A. (org.). *Cerebral mechanisms in behavior*. New York: Wiley, 1951. p. 112-136.

Levelt, W. *A history of psycholinguistics — The pre-Chomskyan era*. Oxford: Oxford University Press, 2013.

Liberman, A. M. *Speech — A special code*. Cambridge: MIT Press, 1996.

Marslen-Wilson, W. D.; Welsh, A. "Processing interactions and lexical access during word recognition in continuous speech". *Cognitive Psychology*, v. 10, n. 1, p. 29-63, 1978. DOI: https://doi.org/10.1016/0010-0285(78)90018-X.

Miller, G. A. *Language and communication*. New York: McGraw-Hill, 1951.

Radanovic, M.; Mansur, L. L. "Performance of a Brazilian population sample in the Boston Diagnostic Aphasia Examination. A pilot study". *Brazilian Journal of Medical and Biological Research*, v. 35, n. 3, p. 205-217, mar. 2002. DOI: https://doi.org/10.1590/S0100-879X2002000300005.

Sedivy, J. *Language in mind — An introduction to psycholinguistics*. 2. ed. New York: Oxford University Press, 2020.

Soares, E. C.; Menuzzi, S. M. "Introduzindo e problematizando papéis temáticos e hierarquias temáticas: uma questão de interfaces". *Signo*, v. 35, n. 59, p. 13-43, 2010. DOI: https://doi.org/10.17058/signo.v35i59.1432.

Warren, P. *Introducing psycholinguistics*. Cambridge: Cambridge University Press, 2012.

Van Dijk, T. A.; Kintsch, W. *Strategies of discourse representation*. New York: Academic Press, 1983.

Xiong, A.; Proctor, R. W. "Information processing: the language and analytical tools for cognitive psychology in the information age".

Frontiers in Psychology, v. 9, e1270, 2018. DOI: https://doi.org/10.3389/fpsyg.2018.01270.

ZWAAN, R.; RAPP, D. "Discourse comprehension". In: TRAXLER, M; GERNSBACHER, M. A (orgs.). *Handbook of psycholinguistics*. London: Academic Press, 2006. p. 725-764.

3. Transtorno de processamento auditivo *versus* dificuldade de compreensão: considerações a partir da neurolinguística discursiva

Rita Signor

Todos os animais possuem alguma forma de linguagem. Como observa o historiador Yuval Noah Harari, até mesmo as abelhas e as formigas se comunicam de modos sofisticados. Muitos animais, como os macacos, possuem uma comunicação vocal. Os macacos-verdes (*Cercopithecus aethiops*) usam gritos diferenciados para informar ao bando qual animal predador está se aproximando. Os pesquisadores gravaram dois tipos de gritos dos macacos e descobriram, ao reproduzirem um dos gritos, que eles olhavam para cima. Com o outro grito, eles subiam nas árvores. Logo eles entenderam que o primeiro grito significava "uma águia!" e o segundo, "um leão!". Os papagaios podem dizer qualquer coisa proferida por Isaac Newton e são capazes de imitar sons de sirenes ou campainhas, o que significa que a vantagem de Newton sobre o papagaio não é a possibilidade de produzir a palavra articulada. Sendo assim, é preciso que se pergunte o que há de tão especial na linguagem humana (Harari, 2018).

Harari (2018) apresenta teorias que apontam para a versatilidade da linguagem humana. O autor quer dizer que um macaco pode proteger os integrantes do bando ao avisar que um leão está se aproximando, mas só os humanos podem transmitir uma infinidade de informações precisas acerca de algo ("esta manhã eu vi um leão, perto da curva do rio, atrás de um rebanho de bisões"). Embora conseguir transmitir informações tenha relevância extrema, a característica verdadeiramente humana, no que concerne à linguagem, é a capacidade de falar sobre aquilo que não se vê ou nunca se viu (por exemplo, sobre lendas, deuses, espíritos, santos); é, também, a capacidade de remeter ao passado e fazer previsões, argumentar, iludir, influenciar os outros e produzir cultura. São muitas as possibilidades que a linguagem proporciona de atuar sobre os processos de pensamento; estes, por sua vez, atuam nos processos de linguagem expressiva e receptiva. E é graças a essa revolução do cérebro humano que, da perspectiva cognitivista, os *sapiens* governam o mundo, "ao passo que as formigas comem os nossos restos e os chimpanzés estão trancados em zoológicos e laboratórios de pesquisa" (Harari, 2018, p. 32).

Mas, se os humanos dominam o mundo por conta da linguagem, o que acontece com pessoas que, em diferentes fases da vida, apresentam dificuldades de se expressar e de entender o outro? Perguntamos ainda: como a dificuldade de compreender o outro pode afetar a qualidade das relações interacionais, impactando, consequentemente, a vida de uma pessoa? Se a compreensão é falha, ou, se a compreensão falha, é por qual razão? Se grande parte do nosso acesso ao que o outro nos diz se dá por meio da audição (no caso dos ouvintes), qual seria a relação da audição com a linguagem? A literatura da área aponta que o sistema de linguagem e o sistema auditivo são extremamente complexos e dependentes de uma infinidade de fatores que precisam ser compreendidos em toda a sua plenitude. Entretanto, devido à limitação de espaço, neste texto faremos um breve recorte, teoricamente fundamentado nos estudos da neurolinguística discursiva, com o objetivo de *tensionar* a relação posta entre transtorno de processamento auditivo central e dificuldade de compreensão.

Etapas neurológicas da "compreensão auditiva": como o que ouvimos é processado no nosso cérebro?

No século 19, os cientistas tinham acesso apenas a um cérebro "morto", estático, mas, mesmo assim, muitas descobertas foram feitas acerca do funcionamento da linguagem, especialmente quando se estudavam cérebros de pessoas que, no decorrer da vida, em função de afecções cerebrais, perderam habilidades importantes (algumas deixaram de falar, outras de compreender, algumas apresentaram perda da memória ou mudanças comportamentais relevantes). Os cientistas, estudando a estrutura cerebral dessas pessoas, por meio de autópsias, tentavam correlacionar as funções linguísticas, motoras e cognitivas com as áreas cerebrais lesionadas.

Nos anos 1990, a chamada "década do cérebro", houve um avanço sem precedentes no conhecimento científico sobre esse órgão. As descobertas ocorridas ajudaram a aprimorar a visão tradicional acerca do funcionamento do cérebro. Os avanços se deram principalmente em virtude dos estudos eletrofisiológicos e das imagens funcionais. A visão do córtex cerebral durante procedimentos cirúrgicos permitiu estudar o cérebro humano, graças à possibilidade de "desativar" temporariamente a função de determinada região cerebral. Os resultados desses estudos mostraram que diversas áreas do córtex cerebral, fora das áreas clássicas de linguagem (a "área de Broca" e a "área de Wernicke"), estão ativamente comprometidas em tarefas linguísticas (Damásio, 1997).

Almeida, Franchi e Fávero (2019) afirmam que com o advento das novas tecnologias, foi possível desenvolver cada vez mais estudos analisando "cérebros vivos", por meio da correlação dinâmica entre estruturas e funções cerebrais. Descobriu-se, assim, que o processamento linguístico é bastante difuso no córtex e envolve uma grande rede de áreas que agem entre si. Tais estudos permitem afirmar que múltiplos sistemas encefálicos relativamente segregados cooperam de maneira funcional para o processamento da linguagem.

Curiosamente, o cérebro aumenta em tamanho quatro vezes durante o período pré-escolar, atingindo, aos 6 anos de idade, aproximadamente 90% do volume do cérebro adulto, mas as mudanças estruturais e funcionais seguem durante toda a infância e a adolescência. Durante o período pós-natal, o nível de conectividade do cérebro em desenvolvimento excede em muito o dos adultos (Reiss *et al.*, 1996). O cérebro é tão imaturo ao nascer que um bebê só desenvolve capacidades essencialmente humanas se tiver a oportunidade de interagir com membros da mesma espécie. E, conforme Vigotski (1984), mesmo crianças que nascem com potencial biológico semelhante podem se desenvolver de maneira bastante distinta a depender de como se desenrolam as experiências socioculturais. O autor apresenta experimentos que revelam o papel do meio social para a formação dos processos mentais. Outros autores (Coudry, 1988, Novaes-Pinto e Santana, 2009), por sua vez, enfatizam como o cérebro se (re)organiza diante de quadros afásicos, mostrando sua plasticidade e dinamicidade.

Se o objetivo é entender como todo esse arcabouço externo adentra o nosso "meio interior" e permite o desenvolvimento de uma série de aprendizados que irão atuar na própria estrutura cerebral, é preciso que se entenda, antes, como acessamos o mundo através dos nossos órgãos sensoriais.

As sensações nos chegam por meio de receptores de contato (tato, paladar) e de distância (olfato, visão e audição), mas não vivemos em um mundo repleto de pontos coloridos ou de tons puros; e, independentemente de como percebemos as coisas que nos cercam — em casa, nas ruas por onde andamos, no nosso ambiente de trabalho ou durante nossas conversas —, não operamos com sensações isoladas, mas com imagens inteiras. Assim, o reflexo dessas imagens baseia-se no trabalho conjunto dos órgãos dos sentidos, isto é, nas sínteses dessas sensações (Luria, 1991a).

É preciso considerar que esse processo de análise e síntese não ocorre de forma autônoma; ele é influenciado por nossas impressões individuais e por nosso conhecimento prévio sobre o objeto em questão, bem como por nossa experiência linguística e cultural. Essa interação entre o biológico e o social explica por que razão uma obra de arte pode suscitar estranheza em uma pessoa e fascínio em outra, ou por que uma simples laranja pode ser interpretada de formas diversas, a depender de nossas associações pessoais com ela — "gosto", "não gosto"; "engorda", "não engorda"; "faz bem para a saúde", "não faz bem para a saúde". É somente através do filtro humano que as sensações se transformam em percepções, que são então arquivadas na memória (Luria, 1991a).

O processamento perceptual no cérebro ocorre através de duas vias principais, a dorsal e a ventral, que colaboram entre si por meio de uma rede complexa de conexões intra- e inter-hemisféricas. Com relação à percepção auditiva, a via ventral é responsável pela análise e síntese das propriedades dos sons que ouvimos, enquanto a via dorsal direciona essas informações para as regiões motoras do córtex frontal, estabelecendo uma conexão entre a percepção auditiva e os movimentos motores. A via dorsal também coordena os movimentos corporais associados à música — por exemplo, possibilitando que nos movamos em sincronia com o ritmo e a melodia (Almeida, Franchi e Fávero, 2019).

Luria explica que o cérebro se organiza em regiões dispostas em blocos ou unidades funcionais, que atuam de modo colaborativo para a execução das atividades mentais. O primeiro bloco é responsável pela regulação do tono, da vigília e da seleção de estímulos. Esse bloco compreende estruturas localizadas no subcórtex e no tronco encefálico. O segundo bloco é responsável pela recepção, síntese e integração dos estímulos oriundos do meio externo e engloba sobretudo estruturas dos lobos occipital, temporal e parietal. Já o terceiro bloco participa da programação, regulação e verificação das atividades mentais e envolve sobremaneira as estruturas dos lobos frontais. Cabe ressaltar que, conforme Luria (1991b), como as estruturas das três unidades funcionam de modo integrado, o comprometimento em uma estrutura pode desestabilizar todo o sistema funcional do cérebro. O segundo bloco é dividido em zonas corticais, que, para fins deste capítulo, despertam especial interesse. Luria (1991b) afirma que nas chamadas "zonas primárias", ou áreas de projeção, os sinais acústicos são recebidos para depois serem reconhecidos nas zonas de associação (nível secundário/perceptual). Nas zonas terciárias, que englobam o córtex cerebral especializado na linguagem, ocorre o processamento linguístico, e este, segundo Fávero (2024), abrange desde o processamento fonológico, semântico e morfossintático até o nível mais elevado de processamento pragmático, resultando na compreensão global da linguagem.

Com o apoio da figura 1, a seguir, poderemos discutir de modo um pouco mais detalhado como as áreas cerebrais se interconectam como em um *circuito*.

Os sinais acústicos que chegam ao sistema auditivo periférico e ao tronco encefálico são dirigidos para o córtex auditivo primário, localizado no córtex temporal superior (área 41 de Brodmann — BA 41). Essa área percebe o sinal acústico e é responsável por detectar uma série de informações relacionadas ao que se está ouvindo: que som é esse? (Buzina? Sino de igreja? Telefone? Voz humana?) Se for voz humana, as informações que o sistema auditivo ajuda a responder são: É voz de criança? De adulto? De idoso? É uma voz conhecida? Está vindo de qual direção? Está longe ou perto? etc. Após processar essas informações de natureza auditiva, o estímulo é encaminhado para a área de processamento fonológico (BA 42) e para o sulco temporal supe-

FIGURA 1 — Áreas anatômicas da linguagem

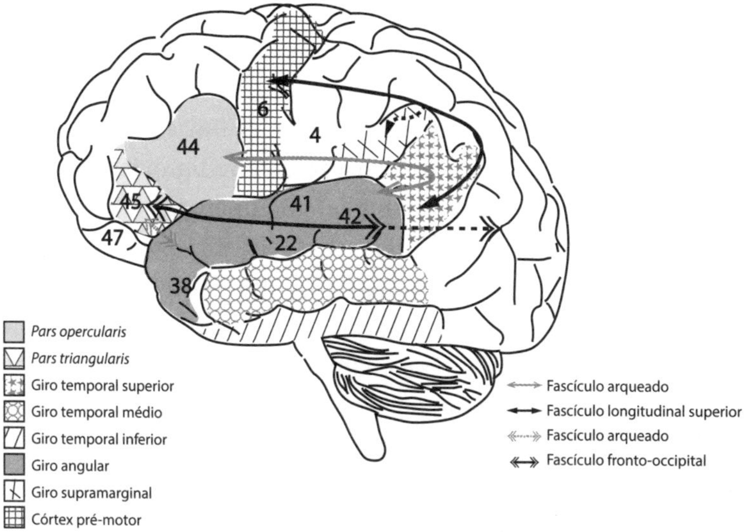

Fonte: Adaptado de Almeida, Franchi e Fávero, 2019, p. 66.

rior. Ali haverá a identificação do idioma, que, se for conhecido, será classificado como "palavra" e seguirá seu caminho em direção ao processamento semântico. Se o idioma não for conhecido, o sinal será classificado como "não palavra" e seu percurso será interrompido (Fávero, 2024).

Hickok (2009), a partir da suposição de que existem sistemas no lobo temporal superior (bilateralmente) que processam informações acústicas e fonêmicas durante o reconhecimento da fala, e de que informações conceituais-semânticas envolvem regiões corticais fora do lobo temporal superior, pergunta: então, como esses dois tipos de informação se unem? Para o autor, o mecanismo neural ainda precisa ser mais bem especificado, mas, na maioria das vezes, as evidências apontam para as regiões temporais laterais e inferiores posteriores (giros temporais médio e inferior) como importantes na associação do som ao significado.

Transcorridos de 120 a 150 milissegundos de processamento semântico, haverá o processamento sintático básico — um processo quase instantâneo e inconsciente de caracterização sintática, que ocorre na região anterior do giro temporal superior esquerdo e do sulco temporal superior. A fim de completar a análise sintática básica, a informação do giro temporal superior anterior é integrada, através do fascículo uncinado, à *pars opercularis*, que fica no córtex frontal. Se a sentença exigir processamento sintático complexo, a região 44 (BA 44) será estimulada em conjunto com a *pars opercularis*. A área responsável pela linguagem receptiva é a representada pela área 22 de Brodmann (BA 22) e pela área de Wernicke (primeira circunvolução temporal esquerda). No hemisfério direito, o tratamento da informação acústica está relacionado à percepção da prosódia (Almeida, Franchi e Fávero, 2019).

A discussão sobre a prosódia é de grande importância, uma vez que vem sendo tomada por alguns pesquisadores da área da (fono)audiologia de forma restrita, e associada, de maneira simplista e direta, com dificuldades de compreensão. Embora a discussão seja mais aprofundada na seção que versa sobre o transtorno do processamento auditivo central (TPAC), aqui vale tecer algumas considerações lurianas sobre essa relevante dimensão da comunicação humana.

Luria (1991a) afirma, em relação à prosódia, que existem dois sistemas que exercem grande influência na codificação das sensações em percepções auditivas. O primeiro é o sistema rítmico-melódico e o segundo é o sistema fonemático. O sistema rítmico-melódico determina a audição musical. É constituído pelas "relações dos sons altos", que permitem organizar os sons em acordes, e forma séries de relações sonoras que fazem parte das melodias; é constituído, ainda, pelas relações rítmicas/prosódicas das alternâncias regulares dos intervalos e da duração dos sons isolados. O autor diz que o toque de um tambor pode ilustrar como se dão esses sons ritmicamente organizados. Luria explica que, nas fases iniciais do desenvolvimento do ouvido musical, o processo de codificação do sistema sonoro é desdobrado, mas, à medida que vai sendo exercitado, forma-se nos humanos a capacidade de distinguir e conservar complexos sistemas integrais de melodias musicais.

Quanto ao ouvido fonemático, é compreendido a partir da noção de que os fonemas são constituídos por traços essenciais, com a função de distinguir significados (Scliar-Cabral, 2011). Para perceber os traços essenciais e inibir os traços secundários, é necessário um complexo trabalho de captação e discriminação auditiva. No português, há fonemas que se distinguem pelo traço de sonoridade, e a assimilação desses traços é relevante para a percepção do discurso sonoro (Luria, 1991a).

A afecção das áreas posteriores da circunvolução temporal superior esquerda não leva à perturbação da audição musical (ouvido musical), porém prejudica a capacidade de distinguir sons semelhantes (ouvido fonêmico), razão pela qual pessoas acometidas passam a ter dificuldade de compreender a fala. Esse fenômeno, conhecido como afasia sensorial, não apresenta alterações como redução da capacidade de ouvir ou de distinguir sons dos objetos (por exemplo, o tique-taque de um relógio, um apito), mas de distinguir palavras (prato; prado; brado etc.), levando a entender que as áreas secundárias do córtex auditivo esquerdo, por serem responsáveis pela percepção auditiva, têm relação com o sistema de linguagem (Luria, 1991). Diz o autor que foram registrados casos de músicos com acometimentos neurológicos nessa área que tiveram prejuízos para o ouvido fonêmico, mas continuaram suas atividades profissionais, uma vez que não houve qualquer prejuízo para o ouvido musical.

É relevante destacar, no entanto, que a codificação dos sons para sistemas correspondentes ao ouvido musical ou fonêmico não é um processo passivo, segundo Luria (1991a). Para compreender a mensagem sonora, é preciso considerar uma variedade de aspectos, como os gestos do outro, as expressões, o tom, as emoções, a motivação para se engajar na interação, o tópico da conversa, a articulação e características melódicas da fala, as intenções e expectativas de quem fala e de quem escuta, entre outros elementos que ocorrem durante as interações e que precisam ser captados pelos interactantes para que possam ser devidamente processados. Isso significa que a "compreensão auditiva" é um processo dialético, que ocorre na interação entre as estruturas cerebrais e o entorno social.

(T)PAC e compreensão: do sinal acústico à pragmática

A definição mais amplamente aceita diz que o processamento auditivo está relacionado ao

> processamento perceptual da informação auditiva no sistema nervoso central e à atividade neurobiológica responsável pela geração dos potenciais eletrofisiológicos auditivos. Isto inclui os mecanismos neurais subjacentes a uma variedade de comportamentos auditivos como localização/lateralização, desempenho com sinais acústicos degradados ou competitivos, aspectos temporais da audição, discriminação auditiva e reconhecimento de padrões auditivos. (ASHA, 2005, p. 2)

Os fatores de risco para o transtorno de processamento auditivo incluem lesões no sistema nervoso central, otite média de repetição, anoxia perinatal, baixo peso ao nascimento, prematuridade, hiperbilirrubinemia e privação sensorial, entre outros (ASHA, 2005).

A principal queixa de pessoas com TPAC é a dificuldade de compreender a fala em ambientes ruidosos, e essa dificuldade poderia, a depender do entorno social, acarretar problemas para a comunicação, a aprendizagem e a vida social, sendo essa a principal razão de encaminhamento para a avaliação de processamento auditivo (ASHA, 2005).

Como está amplamente descrito na literatura da área da audiologia, o sinal acústico, quando adentra as orelhas, passa por várias estações até alcançar o córtex auditivo primário. Essas estações ou vias auditivas (complexo olivar superior, núcleo coclear, colículo inferior, lemnisco lateral, corpo geniculado medial) contribuem para funções de audição binaural, localização sonora, discriminação de intensidade de frequências e fechamento auditivo, entre outras funções eminentemente auditivas. Depois de tratado acusticamente, o estímulo auditivo segue seu trajeto no cérebro até alcançar as zonas terciárias para que a mensagem possa ser compreendida.

Embora a classificação das inabilidades envolvidas no TPAC, sugerida por Teri Bellis, tenha sofrido alterações, atualizações e críticas ao longo do tempo, ainda há o entendimento de que as dificuldades ocorreriam por problemas de "decodificação" (inabilidade de atribuir significado aos aspectos fonêmicos da linguagem); de "integração" (inabilidade de dar sequência, planejar e organizar eventos sonoros no tempo) ou de "prosódia". Bellis (1999) acredita que a dificuldade atrelada à prosódia seria decorrente de uma disfunção no hemisfério direito. Tal disfunção estaria relacionada à incapacidade de relacionar informações auditivas com outras informações sensoriais. Poderiam ocorrer, assim, dificuldades com os aspectos prosódicos da linguagem, afetando a compreensão da mensagem falada e comprometendo, ainda, o entendimento de piadas, ironias, sarcasmo, humor, entre outros aspectos envolvidos na *compreensão não literal*.

Entendemos que essa noção leva à necessidade de refletir sobre a dimensão pragmática da linguagem para, a partir daí, pensar de forma crítica sobre a relação tradicionalmente estabelecida entre TPAC e compreensão. Em outros termos, seria pertinente questionar se a origem das dificuldades de linguagem receptiva (e de aprendizagem) apresentadas pelos estudantes que procuram as clínicas na área da saúde teriam alguma relação com "alteração de prosódia", decorrente de um transtorno de processamento auditivo central.

Os estudos no campo da pragmática envolvem sobremaneira o reconhecimento da intenção comunicativa e da força do ato de fala, a construção de significados não literais e o gerenciamento do discurso. Esses domínios são temas de estudo quando se objetiva explorar o funcionamento cerebral envolvido em dimensões complexas da linguagem. Além disso, eles estão incluídos nas listas de verificação e nos testes mais comuns para a avaliação das competências pragmáticas (Bambini e Bara, 2012).

Na esteira de pesquisas na área da pragmática, é importante considerar que a interação mediada pelo diálogo depende de uma série de pistas contextuais que refletem as intenções dos interlocutores (Bara, 2011). Cabe mencionar que alguns estudos revelam que dificuldades no processamento de atividade dialógica complexa, que requer alta carga de inferências, abstrações e implicaturas, foram observadas em transtornos do desenvolvimento, como autismo (Bara, Bucciarelli e Colle, 2001), patologias adquiridas por meio de traumas cranianos (Bara, Cutica e Tirassa, 2001) e demência (Bara, Bucciarelli e Geminiani, 2000). Vale considerar, ainda, que a interpretação baseada em contexto é vulnerável a várias condições neurológicas. A literatura clínica sobre metáforas descreve casos de lesões focais (Gagnon *et al.*, 2003), doença de Alzheimer (Amanzio *et al.*, 2008) e esquizofrenia (Iakimova *et al.*, 2006).

Com relação ao uso das palavras durante a atividade dialógica, importante objeto de estudo da pragmática, este é amplamente subespecificado em relação ao significado que os falantes pretendem transmitir, ou seja, é muito comum que o sentido atribuído pelos falantes a inúmeras palavras (durante a conversação) seja distinto do seu significado original. Carston (2002) afirma que os interlocutores vão dando sentido às palavras complementando a decodificação linguística com inferências contextualmente orientadas, operando na dimensão conceitual e integrando ingredientes do contexto e crenças sobre o mundo. Conforme Bambini e Bara (2012), processos baseados em contexto tornam-se especialmente proeminentes quando o significado pretendido não se encontra de modo explícito nos recortes de fala, como no caso de expressões não literais (metáforas, expressões idiomáticas, humor, declarações irônicas e diferentes tipos de implicaturas).

A comunicação discursiva ocorre em unidades maiores do que frases isoladas, desenrolando-se em histórias, diálogos, textos, nos quais parte do significado pretendido emerge tanto das propriedades locais quanto das propriedades globais do texto. A construção e a manutenção do discurso requerem não apenas a capacidade de dominar o significado apropriado de cada palavra e frase no nível microestrutural como também a habilidade de organizar frases no nível macroestrutural, estabelecendo vínculos coesivos e usando conhecimento temático e tópico para entender a essência da história contada ou o conteúdo geral de um discurso (Bambini e Bara, 2012).

Uma ampla variedade de populações clínicas exibe controle deficiente sobre o discurso, apresentando fala prolixa, não informativa, desconectada, tangencial e repetitiva. Pacientes com lesão cerebral no hemisfério direito foram extensivamente estudados (Johns *et al.*, 2008), assim como afásicos. No geral, os resultados mostram que a produção de sentidos envolvendo expressões figurativas depende de um conjunto de habilidades de alto nível, implementadas sobretudo no córtex frontal e no córtex temporal inferior bilateralmente. Análises comparativas recentes produziram propostas sistemáticas sobre como a ativação cerebral pode ser organizada em componentes específicos (Bambini e Bara, 2012).

Propostas mais articuladas foram apresentadas para explicar a multiplicidade de condições clínicas que podem exibir déficits pragmáticos, e é amplamente reconhecido que o mesmo déficit pode se manifestar de modo distinto entre as patologias, envolvendo seletivamente componentes cognitivos específicos, como atenção, memória de trabalho ou habilidades de leitura mental. Mais uma vez, isso aponta que os processos pragmáticos são suportados por múltiplos componentes neurofuncionais (Bambini e Bara, 2012).

Esses estudos são relevantes para esta discussão porque nos permitem entender que dificuldades para compreender piadas, fábulas, provérbios, inferências, sarcasmo, ironia, implicaturas etc. são de ordem pragmático-discursiva, ou seja, têm relação com a linguagem, e podem ter origem em processos orgânico-funcionais, funcionais ou socioculturais. De um lado, estão processos decorrentes de comprometimento neurológico evidente, como no caso de pessoas com Parkinson, demência, afasia ou certas síndromes, entre outras condições. De outro lado, de origem funcional, estariam casos de autismo, transtorno do desenvolvimento da linguagem (TDL), transtorno da comunicação social e esquizofrenia, entre outros. As causas de ordem sociocultural são devidas às vivências sociais restritas.

Dito de outro modo, dificuldades com níveis mais complexos de comunicação discursiva, como as envolvidas na apreensão do humor, revelam que a mensagem ouvida ultrapassou os níveis mais elementares de recepção e percepção do sinal acústico, mas sofreu algum tipo de "bloqueio" no nível terciário, onde se localiza o córtex especializado na linguagem. Isto é, a origem do problema, nesse caso, é linguística, e não perceptual auditiva.

Cabe observar, no entanto, que alterações de linguagem podem ser decorrentes de níveis perceptuais no caso de patologias bem especificadas, como já visto na descrição de Luria sobre a afasia sensorial. Esse tipo de afasia, vale lembrar, interfere na compreensão porque a percepção dos fonemas está alterada (afecção no "ouvido fonemático" — alteração rítmica/prosódica, cf. Luria); isso significa que a rede neuronal envolvida no circuito da linguagem estaria interrompida já no nível secundário, ocasionando graves comprometimentos no fluxo da comunicação.

Assim, embora cada interação social mediada pela linguagem requeira a entrada e o tratamento do estímulo auditivo, ou seja, processamento acústico (identificação e percepção auditiva), a expressividade, o tom, a percepção do nível de complexidade do conteúdo, a relação do que foi dito com suas condições de produção, as implicaturas, a relação do dito com o não dito, as inferências, o contexto, entre outros elementos que nos fazem acessar a compreensão de modo global (não apenas literalmente), ocorrem nos níveis mais elevados do processamento da linguagem no cérebro. O auditivo, desse modo, é tomado como uma parte desse amplo e complexo sistema que é a linguagem.

Tal conclusão faz que voltemos à pergunta inicial. As crianças e adolescentes que chegam às clínicas de saúde com queixas em torno da linguagem receptiva e do aprendizado, e que não apresentam qualquer das patologias descritas nesta seção, teriam, como causa das suas dificuldades, problemas no sistema auditivo (decorrente do subtipo "prosódia" do TPAC) *ou* no sistema de linguagem?

Entendemos a relevância do sistema auditivo para a linguagem, mas defendemos a necessidade de uma análise mais aprofundada sobre o processamento linguístico, para que seja possível compreender a real natureza dos chamados atrasos, dificuldades (origem social), transtornos funcionais (dificuldades persistentes) e patologias da linguagem. É preciso reiterar que o sistema de linguagem depende da inter-relação entre um cérebro e todo um complexo sociocultural que age desde o nascimento de um indivíduo até a sua morte, organizando e reorganizando toda a estrutura cerebral.

Implicações para a clínica fonoaudiológica

Refletir sobre a relação entre TPAC e dificuldade de linguagem receptiva e possíveis implicações para os processos de avaliação de estudantes que chegam à clínica com queixas relacionadas à dificuldade de compreender, de prestar atenção ou mesmo de aprender é importante para definir condutas voltadas para os processos de avaliação e intervenção clínica.

Na clínica, é frequente ouvir relatos de crianças e adolescentes que, embora não tenham deficiência intelectual, referem que não entendem o que os professores dizem, não aprendem a ler no tempo esperado, não conseguem prestar atenção, não conseguem ouvir uma história e recontá-la, ou, às vezes, apresentam dificuldades severas relacionadas às noções mais básicas, como desconhecer o dia do aniversário, os dias da semana, o dia de hoje, o nome da escola, o nome do presidente do país, entre outros saberes que comumente são adquiridos durante as experiências de vida. Evidentemente, algumas crianças não sabem o dia do aniversário porque esse dia passa na vida delas como se fosse uma data qualquer; não há um bolo de aniversário ou um presente, ou seja, nada que interfira nas emoções (entendendo aqui o processo delas para a apreensão); contudo, várias crianças têm diversas oportunidades de aprendizagem e, mesmo assim, apresentam necessidades que requerem intervenção diagnóstica. Ressalte-se que tão frequente quanto essas queixas na esfera da clínica são profissionais de saúde correlacionando tais dificuldades a uma possível alteração de processamento auditivo.

Segundo Fávero (2024), desafios significativos em torno da linguagem têm origem no sistema linguístico, de modo que crianças que não conseguem responder a algumas demandas cotidianas básicas, tais como se lembrar do nome da cidade onde moram, podem ter um transtorno de linguagem. Esse transtorno, entendido como uma dificuldade de linguagem que persiste, dificultaria a organização da experiência na memória dessas crianças. Uma vez que a linguagem organiza o pensamento, segundo Vigotski (1984), problemas com a linguagem podem impactar a dimensão linguístico-cognitiva, favorecendo resultados alterados em exames de processamento auditivo central (PAC). Adicionalmente, o cérebro da criança com dificuldade de linguagem é menos estimulado, o que gera prejuízos para o funcionamento das vias auditivas (Fávero, 2024), conforme detalhado a seguir.

O processamento da linguagem ocorre sob controle das vias aferentes e eferentes. A via aferente conduz o sinal acústico até o córtex auditivo primário. As vias eferentes, por sua vez, trazem as informações cerebrais para a periferia. Fávero (2024) explica que a linguagem e as vias auditivas operam como em um circuito de retroalimentação. Por exemplo, se a área auditiva está implicada no reconhecimento da voz do interlocutor, na área da linguagem (zonas terciárias), a mensagem emitida por esse interlocutor será compreendida. Assim, da mesma forma que os estímulos auditivos influenciam o cérebro, pois são responsáveis por processar as características auditivas do que ouvimos (localização do som, reconhecimento da voz, atenuação do ruído de fundo etc.), a compreensão, por sua vez, influencia as vias auditivas. Isso significa que se houver um problema de compreensão de base, não haverá um processamento receptivo adequado nas zonas terciárias; logo, o circuito da linguagem estará alterado. Nessa situação, o cérebro, como um sistema funcional complexo (cf. Luria, 1991b), poderá influenciar negativamente a periferia. Dito de outro modo, os estímulos ouvidos atravessam as zonas primárias e secundárias, mas quando alcançam o nível terciário não são adequadamente processados, por uma alteração na linguagem receptiva. O cérebro, então, acaba sendo pouco estimulado, o que acarreta prejuízos para o funcionamento do sistema auditivo. Nos termos de Fávero: "Por que vou [o cérebro] funcionar bem se chega lá em cima [zona terciária, na área da linguagem] não estou entendendo nada? O sistema 'cai'. Então, o cérebro faz a via auditiva funcionar pior".

Um problema ocorre quando profissionais (e até pesquisadores) acreditam, em função dos resultados observados nos testes que avaliam o funcionamento das vias auditivas, que a origem do problema está no sistema auditivo, ou seja, que a via auditiva não está funcionando bem, por isso o indivíduo tem queixas na área da linguagem receptiva. Contudo, pondera Fávero (2024), pode ser o contrário: a via auditiva está sendo pouco estimulada por um problema de recepção.

O entendimento de que a base da dificuldade apresentada está no sistema de linguagem faz que o fonoaudiólogo, ao eleger práticas sociais de linguagem (oral e escrita), acabe também, indiretamente, estimulando as vias auditivas, gerando reflexos para os resultados desses exames, até mesmo normalizando os exames auditivos. Soma-se a isso o fato de que as provas que intentam avaliar as habilidades auditivas sofrem influência da cognição e da linguagem; sendo assim, o desempenho nos testes está diretamente relacionado à competência linguístico-

-cognitiva do falante. Isso leva a entender a razão pela qual resultados alterados nesses exames não necessariamente significam TPAC.

A terapia de PAC em cabine acústica pode ser indicada para tratamento de sintomas relacionados às habilidades auditivas, isto é, se uma pessoa evita frequentar locais ruidosos porque tem uma dificuldade desproporcional de interação nesses lugares, o treinamento auditivo pode ser indicado. Contudo, vale reiterar que ter dificuldade de entender amigos em uma festa não significa ter um comprometimento receptivo de base. Evidentemente, embora ter dificuldade de interação em ambiente ruidoso não implique problema de recepção, a qualidade de vida de pessoas acometidas pelo transtorno auditivo pode estar comprometida, pois elas podem evitar certos ambientes (reuniões, encontros, restaurantes com amigos) em função da dificuldade de se comunicar nessas situações.

Entendemos, ainda, que estudantes que apresentam substituições (na fala e na escrita) entre fonemas e grafemas que se opõem pelo traço de sonoridade poderiam ser beneficiados com esse treinamento, uma vez que haveria ganhos relacionados à habilidade de discriminação auditiva. Cabe esclarecer que o processamento fonológico considera o formante da consoante (estímulo transiente), o formante de transição (tempo entre um e outro) e o formante da vogal (estímulo estável no tempo). Em virtude dessa configuração, o sistema faz a discriminação entre fonemas. Esse processo é inconsciente, por isso não se percebe a pausa silenciosa (formante de transição), mas a *percepção* precisa ocorrer para que seja possível discriminar as consoantes. Então, se a criança, após algum tempo de prática de leitura e de escrita, segue com substituições persistentes (f/v; p/b; t/d; c/g; s/z; x/j) na fala e/ou na leitura e escrita, pode obter alguma evolução após treinamento auditivo voltado para a percepção do traço de sonoridade (associado à terapia fonoaudiológica). Considerando essa situação específica, vale esclarecer que, tomada de forma isolada, essa troca de letras não representa, de modo algum, sinais de um transtorno auditivo ou de linguagem. Como aponta a literatura, é muito comum que no processo de alfabetização as crianças comecem a sussurrar, pautando a escrita na oralidade, e, assim, as consoantes tornam-se todas surdas, podendo gerar uma transitória confusão no sistema fonológico da língua. Geralmente, esse processo se resolve sem necessidade de intervenção, mas, quando persiste por longos períodos, a terapia pode ser indicada.

Quanto à fonoterapia voltada para a área da linguagem/aprendizagem, o que se observa na prática clínica são profissionais de fonoaudiologia produzindo estratégias com o intuito de chamar a atenção da criança para estímulos auditivos isolados (bater panela, bater palmas, tocar sino, ou mesmo utilizar pacotes de atividades que podem ser realizadas por meio de fones). Há, ainda, quem acredite que trabalhar em terapia com instrumentos musicais poderia favorecer o que entendem por "compreensão (verbal) auditiva". Entendemos que práticas fonoaudiológicas pautadas na estimulação de sons isolados são ineficazes, uma vez que a compreensão está atrelada à possibilidade de apreender sentidos. Ainda, a ideia de que o trabalho voltado para estímulos instrumentais poderia contribuir para desenvolver competências verbais tem se mostrado controversa, mesmo porque há estudos, como o de Mody *et al.* (1997), que mostram que os sons verbais e os não verbais exibem propriedades acústicas distintas, logo as habilidades não seriam transferíveis.

O que se sabe é que trabalhar com habilidades musicais leva ao aprimoramento de habilidades musicais (o "ouvido musical", conforme Luria). Assim, um pianista, por tocar piano, será cada vez melhor pianista, e não melhor leitor, a menos que para a prática de piano ele tenha que receber instruções, ler sobre piano, conversar sobre piano ou acompanhar letras de músicas. Entretanto, sabe-se também que o cérebro, a cada novo aprendizado, desenvolve novas conexões, e estas vão criando um leque de possibilidades de ação sobre o mundo, que se refletem nos diversos domínios da vida em sociedade.

Considerações finais

Este trabalho levantou algumas questões a respeito da relação entre linguagem e processamento auditivo, pautando a discussão na neurolinguística discursiva. Vimos que o cérebro opera como em um circuito atravessado por níveis: primário (recepção), secundário (percepção) e terciário (integração). Problemas na entrada do sinal estariam relacionados, por exemplo, à surdez (déficit sensorial) que, se não reabilitada, levaria (até mesmo) à impossibilidade de desenvolvimento da compreensão auditiva.

Afecções no nível seguinte levariam a alterações perceptuais auditivas, ocasionando dificuldades no nível da linguagem receptiva, como pudemos verificar com a descrição da afasia sensorial de Luria. O distúrbio de compreensão, nesse caso, ocorreria em virtude da dificuldade de distinguir fonemas semelhantes nas palavras. Nesses casos, "a palavra *vaca* é percebida como *vaga*, ora como *faca* ora como *fava*, enquanto a palavra *brecha* pode ser entendida como *flecha*, *mecha*, *festa* [...]. O doente começa a agir diante das comunicações verbais como a um complexo de ruídos ou a uma mistura difusa de nexos isolados" (Luria, 1991c, p. 95).

Ainda na zona secundária, Luria cita afecções das áreas temporoparietais do córtex, que impossibilitam localizar a fonte sonora. Outros casos são descritos pelo autor, e estes envolvem comprometimentos tanto da parte condutora quanto da parte central da via auditiva, produzindo fenômenos ligados às alucinações auditivas, tais como sensações de estar ouvindo ruídos, vozes, música, entre outros, na ausência desses estímulos.

Quando se trata das zonas terciárias, a dificuldade de compreensão, como visto, interferiria no nível da pragmática, ocasionando prejuízos para a compreensão não literal. Isso ocorreria em função de perturbações do desenvolvimento, quadros degenerativos do sistema nervoso central, lesões focais ou doenças de ordem psiquiátrica, isto é, dificuldades linguístico-pragmáticas estão envolvidas no autismo, na esquizofrenia, na demência, na doença de Parkinson etc.

Diante do exposto, é possível reiterar que dificuldades de processamento auditivo, em pessoas sadias e intelectualmente bem desenvolvidas, produzem sintomas pontuais em habilidades auditivas (por exemplo, dificuldade de compreensão na presença de ruído) e não causariam, por si sós, dificuldades com a compreensão literal ou mesmo com a compreensão mais elaborada. Nessa situação, diante da ineficácia do sistema auditivo de atenuar o ruído de fundo, o sujeito teria dificuldade de se comunicar em ambientes barulhentos, mas a base, por assim dizer, não estaria no sistema de linguagem, e sim no sistema auditivo.

Por outro lado, dificuldades com níveis mais complexos da linguagem, como a apreensão do humor, revelam que a mensagem ouvida ultrapassou os níveis mais elementares de recepção e percepção do sinal acústico, mas sofreu algum tipo de "bloqueio" no nível terciário, onde se localiza o córtex especializado na linguagem. Neste caso, a origem do problema é linguística, e não auditiva.

Embora, neste trabalho, a discussão tenha se centrado em aspectos de ordem auditiva ("mensagem sonora"), é relevante esclarecer que pesquisadores de linhas discursivas rejeitam essa noção de "compreensão auditiva", "compreensão visual", "compreensão tátil", uma vez que essa nomenclatura leva ao entendimento de que a compreensão poderia ser posta em compartimentos isolados. A nosso ver, uma compreensão *puramente* auditiva seria impossível até mesmo se estivéssemos em uma cabine acústica, com os olhos vendados e ouvindo tons puros (a fim de evitar representações mentais/visuais advindas dos estímulos apresentados).

Evidentemente, as percepções sensoriais atuam *em conjunto* para auxiliar no processo da compreensão; isto é, o que ouvimos, vemos, sentimos é importante para termos acesso ao mundo, mas a análise desse mundo (a compreensão) é atravessada por múltiplas dimensões que se engendram e se interconectam. Alguns enunciados têm um apelo mais visual (uma tela); outros, mais auditivo (uma música); mas a compreensão é um complexo que mobiliza a história, a cultura e a inter-relação entre o coletivo e o individual. Adicionalmente, ainda no campo de estudos do discurso, a compreensão é ativa, ou seja, compreender é uma *atitude* diante do enunciado do outro, é uma contrapalavra, uma reação-resposta, que pode ser, inclusive, o silêncio (ausência de som verbal), silêncio esse passível de compreensão pelo outro (Bakhtin, 2003).

A compreensão auditiva remete à dimensão individual, pautada numa suposta transparência da consciência humana, mas a compreensão é um fenômeno eminentemente social. Assim, mesmo quando estamos diante de um *outro* distante, como ocorre durante a leitura de um livro, a compreensão, enquanto competência de linguagem, se dá na inter-relação do individual com o social (o "eu" e o "outro"), como dito antes.

Como visto, a dificuldade de compreender gera prejuízos para a atenção, para a memória, para as funções executivas e para o sistema auditivo, pois esses sistemas são altamente influenciados pela linguagem, conforme Fávero (2024). Mas, como as dificuldades de compreensão nem sempre são adequadamente analisadas e correlacionadas ao sistema linguístico, a criança, muitas vezes, acaba sendo submetida a toda uma bateria de testes e questionários que nada mais fazem do que confirmar as suspeitas de que *a base* do problema é a atenção, a memória, o processamento auditivo. Com frequência, essas suspeitas dos profissionais de saúde são confirmadas, uma vez que as escalas padronizadas excluem o sujeito da linguagem e, assim — "as-sujeitada" —, a criança *se perde* diante do teste. Não é à toa que temos vivenciado uma "epidemia de diagnósticos" (nos termos de Collares, Moysés e Ribeiro, 2013) de TPAC e de TDAH, especialmente em crianças com dificuldade escolar. Daí a importância de os profissionais entenderem que a avaliação dos processos de linguagem precisa ocorrer de modo dinâmico e contextualizado, considerando os diversos fatores (social, cultural, linguístico, interacional, afetivo, histórico) que podem estar implicados na construção da queixa. Fávero (2024) afirma que a aplicação de testes que tem por finalidade cortar o ser humano em pedacinhos, a fim de buscar a origem dos sintomas, pode levar a erros de diagnóstico e, como consequência, gerar impacto nos processos subjetivos de seres humanos em formação.

Referências

Almeida, A. G.; Franchi, V. M.; Fávero, M. L. "Entre o ouvir e o falar: neuroanatomia da linguagem". In: Fávero, M.; Pirana, S. *Tratado de foniatria*. São Paulo: Revinter, 2019. p. 15-22.

Amanzio, M.; Geminiani, G.; Leotta, D.; Cappa, S. "Metaphor comprehension in Alzheimer's disease: novelty matters". *Brain and Language*, v. 107, n. 1, p. 1-10, 2008. DOI: https://doi.org/10.1016/j.bandl.2007.08.003.

ASHA — American Speech-Language-Hearing Association. "(Central) Auditory processing disorders: the role of the audiologist" [Position Statement]. 2005.

Bakhtin, M. *Estética da criação verbal*. São Paulo: Martins Fontes, 2003.

Bambini, V; Bara, B. G. "Neuropragmatics". In: Verschueren, J.; Östman, J.-O. *Handbook of pragmatics*. Philadelphia: John Benjamins Publishing Company, 2012.

BARA, B. "Cognitive pragmatics: the mental processes of communication". *Intercultural Pragmatics*, v. 8, n. 3, p. 443-485, 2011.

BARA, B; BUCCIARELLI, M; GEMINIANI, G. "Development and decay of extralinguistic communication". *Brain and Cognition*, v. 43, p. 21-27, 2000.

BARA, B.; BUCCIARELLI, M; COLLE, L. "Communicative abilities in autism: evidence for attentional deficits". *Brain and Language*, v. 77, n. 2, p. 216--240, 2001. DOI: https://doi.org/10.1006/brln.2000.2429.

BARA, B.; CUTICA, I; TIRASSA, M. 2001. "Neuropragmatics: extralinguistic communication after closed head injury". *Brain and Language*, v. 77, n. 1, p. 72-94, 2001. DOI: https://doi.org/10.1006/brln.2000.2430.

BELLIS, T. "Subprofiles of central auditory processing disorders". *Educational Audiology Review*, v. 16, n. 2, p. 4-9, 1999.

CARSTON, R. "Linguistics meaning, communicated meaning and cognitive pragmatics". *Mind and Language*, v. 17, p. 127-148, 2002. DOI: https://doi.org/10.1111/1468-0017.00192.

COLLARES, C.; MOYSÉS, M. A; RIBEIRO, M. C. F. (orgs.). *Novas capturas, antigos diagnósticos na era dos transtornos*. São Paulo: Mercado de Letras, 2013.

COUDRY, M. I. H. *Diário de Narciso — Discurso e afasia*. São Paulo: Martins Fontes, 1988.

DAMÁSIO, A. "Brain and language: what a difference a decade makes". *Current Opinion in Neurology*, v. 10, n. 3, p. 177-178, 1997. DOI: https://doi.org/10.1097/00019052-199706000-00001.

FÁVERO, M. L. "Formação cérebro e linguagem" [curso]. São Paulo: Instituto de Foniatria Mariana Fávero, 2024.

GAGNON, L. et al. "Processing of metaphoric and non-metaphoric alternative meaning of words after right- and left-hemispheric lesions". *Brain and Language*, v. 87, n. 2, p. 217-226, 2003. DOI: https://doi.org/10.1016/S0093-934X(03)00057-9.

HARARI, Y. N. *Sapiens — Uma breve história da humanidade*. Trad. Janaína Marcoantonio. Porto Alegre: L&PM, 2018.

HICKOK, G. "The functional neuroanatomy of language". *Physics of Life Reviews*, v. 6, n. 3, p. 121-143, 2009. DOI: https://doi.org/10.1016/j.plrev.2009.06.001.

IAKIMOVA, G.; PASSERIEUX, C.; HARDY-BAYLE, M. C. "The understanding of metaphors in schizophrenia and depression: an experimental approach". *L'Encéphale*, v. 32, p. 995-1002, 2006.

JOHNS, C. L.; TOOLEY, K. M.; TRAXLER, M. J. "Discourse impairments following right hemisphere brain damage: a critical review". *Language and Linguistics Compass*, v. 2, n. 6, p. 1038-1052, 2008. DOI: https://doi.org/10.1111/j.1749-818X.2008.00094.x.

LURIA, A. R. *Curso de psicologia geral — Volume II*. Rio de Janeiro: Civilização Brasileira, 1991a.

______. *Curso de psicologia geral — Volume I*. Rio de Janeiro: Civilização Brasileira, 1991b.

______. *Curso de psicologia geral — Volume IV*. Rio de Janeiro: Civilização Brasileira, 1991c.

MODY, M.; STUDDERT-KENNEDY, M.; BRADY, S. "Speech perception deficits in poor readers: auditory processing or phonological coding?". *Journal of Experimental Child Psychology*, v. 64, n. 2, p. 199-231, 1997. DOI: https://doi.org/10.1006/jecp.1996.2343.

NOVAES-PINTO, R; SANTANA, A. P. "Semiologia das afasias: implicações para a clínica fonoaudiológica". In: MANCOPES, R; SANTANA, A. P. *Perspectiva clínica nas afasias — O sujeito e o discurso*. São Paulo: Santos, 2009. p. 18-40.

REISS, A. L. et al. "Brain development, gender and IQ in children: a volumetric imaging study". *Brain*, v. 119, n. 5, p. 1763-1774, 1996. DOI: https://doi.org/10.1093/brain/119.5.1763.

SCLIAR-CABRAL, L. "Desafios a melhores resultados em alfabetização". *Acolhendo a alfabetização nos países de língua portuguesa*, v. 5, n. 10, p. 106-122, 2011. DOI: https://doi.org/10.11606/issn.1980-7686.v5i10p106-122.

VIGOTSKI, L. S. *A formação social da mente*. São Paulo: Martins Fontes, 1984.

4. Compreensão multimodal em bebês: aspectos avaliativos

Marianne Carvalho Bezerra Cavalcante
Ivonaldo Leidson Barbosa Lima
Laís Cavalcanti de Almeida

O interesse pela gestualidade como fenômeno linguístico é fato recente. Com efeito, durante boa parte da história da linguística, o gesto era considerado um aspecto não linguístico da comunicação humana. A última década do século 20 é apontada como o início desse movimento teórico em direção ao gesto, acompanhado da adesão à perspectiva de "matriz gesto-fala", que postula uma integração linguística entre gesto e fala (McNeill, 1985).

Nessa concepção da linguagem como multimodal, gestos e fala são organizados e sincronizados entre si (Kendon, 2000; Butcher e Goldin-Meadow, 2000), sendo considerados coexpressivos em termos semânticos e pragmáticos (McNeill, 2005). Nas dinâmicas interativas, as produções gestuais (plano cinético) e as vocais e verbais (plano audível) estão na base da construção de sentido dos enunciados linguísticos dos sujeitos, com ou sem transtornos de linguagem.

A sincronia entre gesto e produção vocal pode ser observada já nas primeiras atividades do bebê envolvendo o uso da mão e da boca, por meio do reflexo de Babkin. Em um recém-nascido neurologicamente típico, esse reflexo pode ser verificado, no estado de vigília, aplicando-se pressão com os polegares sobre as palmas de ambas as mãos do bebê. Como resposta, ele abre a boca, flexiona os membros superiores e a cabeça e fecha os olhos (Sheppard e Mysak, 1984).

Durante o desenvolvimento do recém-nascido, os movimentos rítmicos das mãos e o balbuciar surgem aproximadamente ao mesmo tempo, sendo que as atividades manuais e vocais têm igual acesso aos processos cognitivos que lhes são subjacentes (Iverson e Thelen, 1999). Assim, o estado "natural" da linguagem seria um conjunto *gestuo-vocal*. Nesse sentido, do ponto de vista filogenético, não houve uma troca de ações gestuais por ações vocais, mas a linguagem sempre foi "polimodal", desde o início (Kendon, 2009).

Para a discussão relacionada aos gestos e aos movimentos corporais, destacamos estudos como os de McNeill (1985; 2005), Cavalcante *et al.* (2016) e Cavalcante (2019), que entendem o gesto como contraparte da produção vocal. Desse modo, tais semioses não podem ser vistas separadamente, pois se estruturam como um sistema integrado de significação — conforme sugerem McNeill (1985; 1992), Kendon (2000; 2004), Butcher e Goldin-Meadow (2000), Cavalcante (2008), Cavalcante e Brandão (2012) e Fonte *et al.* (2014) —, denominado "matriz gesto-fala".

Adotamos as dimensões gestuais propostas por McNeill (1985; 1992) para compreender o plano cinético da matriz, conforme o quadro 1.

QUADRO 1 — Plano cinético

Dimensão	Definição	Exemplo
Gestos icônicos	Estão estreitamente ligados ao discurso, servindo para ilustrar o que está sendo dito. Delineiam formas de objetos ou ações dos objetos. Exemplo: braços abertos para demonstrar o tamanho do objeto (grande).	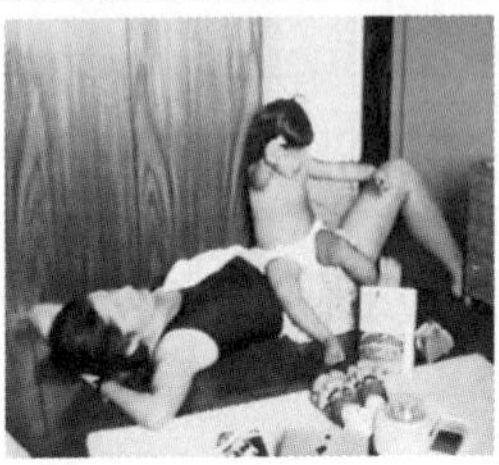

Gestos dêiticos	São os demonstrativos ou direcionais. Geralmente acompanham palavras como "aqui", "lá", "isto", "eu" e "você". Podem ser representados pelos movimentos de apontar para um objeto, local, pessoa. Exemplo: braço estendido, com dedo indicador para frente, olhar acompanhando a direção do gesto.	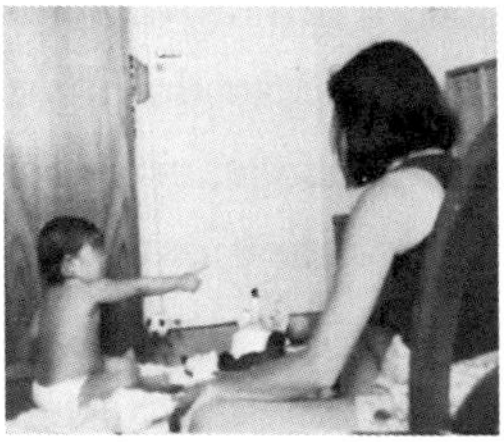
Gestos metafóricos	Têm a particularidade de se referir a expressões/conceitos abstratos. São representados pela configuração da mão em cacho (fechado, aberto ou semiaberto), ao produzir expressões no discurso em que se quer dar a ideia de retomada, ou conceituar algo. Exemplo: movimento de mão em cacho para se referir a todos os brinquedos do quarto.	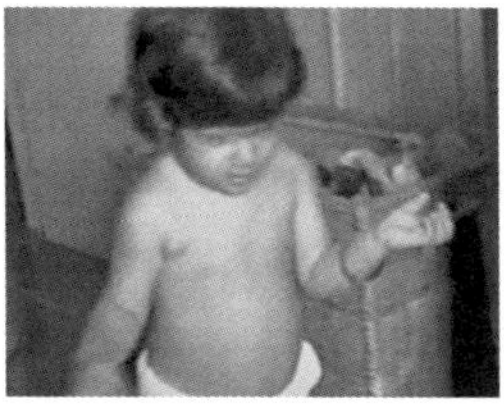
Gestos ritmados	São nomeados assim porque aparecem como o tempo da batida musical; as mãos se movem no mesmo ritmo da pulsação da fala, marcando mudanças no discurso ou realçando determinado momento do discurso. Exemplo: movimento manual ascendente/descendente enquanto fala, braços laterais ou à frente do corpo.	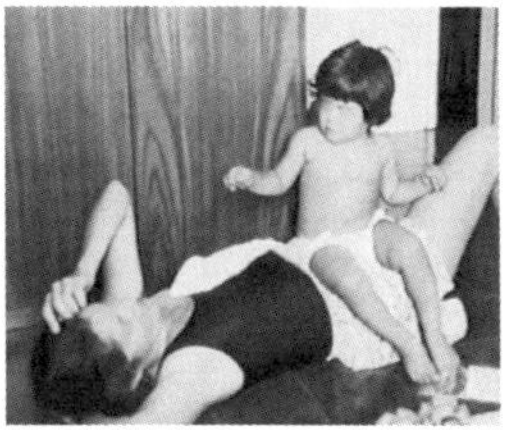

Fonte: Elaborado pelos autores.

Além desses, utilizamos a tipologia de Kendon (1988) para categorizar os gestos emblemáticos. Estes são usados culturalmente, por exemplo: o gesto de despedida com as mãos abertas (tchau), a negação com a cabeça ou com o dedo indicador etc.; as pantomimas[1] (gestos que representam ações).

1. Utilizamos o icônico para representar objetos e ações feitas pelo objeto e a pantomima para representar sequência de ações.

Em um movimento recente na teorização acerca dessa matriz na aquisição da linguagem, vimos aprofundando a concepção de matriz. Se, em nossos primeiros trabalhos (Cavalcante, 2008; Cavalcante e Brandão, 2012; Cavalcante *et al.*, 2015), caracterizamos essa coatuação como "matriz gesto-fala". Numa adesão à perspectiva de McNeill (1985), pouco a pouco vimos assumindo a nomenclatura *matriz gesto-vocal* ou *gestuo-vocal*, pois trabalhamos com as produções iniciais do bebê, que envolvem suas primeiras produções vocais — o balbucio, o jargão, a holófrase (primeiras palavras reconhecíveis) e os blocos de enunciados, como proposto por Barros (2012). No quadro 2, apresentamos as produções vocais do plano audível.

QUADRO 2 — Plano audível

Balbucio	Jargão	Holófrase	Bloco de enunciado
Formado por consoante e vogal, reduplicado, com contorno entoacional da língua materna. Tem padrão sonoro da língua materna. Exemplos: [ma--ma], [da-da], [pa-pa].	Contorno entoacional típico da língua materna, que se estende a uma cadeia de sílabas ininteligíveis. Exemplo: [ahbidocativô] produzido num contexto de falar ao telefone.	Enunciados de uma palavra, com contorno entoacional, reconhecível na língua materna e interpretável pelo interlocutor. Exemplos: [aô] para "alô"; [aga] para "água".	Trechos de enunciados com contorno entoacional e sintaxe mínima. Exemplos: [táveiz] para "era uma vez"; [aô, tié] para "alô, quem é?"

Fonte: Elaborado pelos autores.

As primeiras interações

Tomando por base o primeiro ano de vida da criança, é nesse período, principalmente nos primeiros meses, que a unidade cuidador-bebê vai se constituindo como matriz dialógica, na qual adulto e bebê se tornam objetos um para o outro (Rubino, 1989, p. 131).

Assim, para ocupar o papel de cuidador, o adulto necessita criar manifestações de subjetividade por parte do bebê, numa ação interpretativa que pauta o que, mais adiante, vai se estruturar como compreensão. Já que, principalmente nos primeiros meses, a fala propriamente dita ainda não é possível ao bebê, o cuidador dá voz ao comportamento corporal e/ou vocal dele. Essa matriz dialógica se instaura sustentada pelo face a face, que consiste em situações nas quais adulto e bebê interagem olhando um para o outro e que podem ser seguidas de troca de sorrisos, produções vocais, movimentos faciais etc.

Essas situações são sustentadas por uma comunicação em "manhês", um tipo de fala dirigida à criança que se caracteriza por certas modificações prosódicas, como: frequência fundamental mais alta, âmbito de altura maior, preferência por certos contornos (sobretudo os tons ascendentes), uso de qualidade de voz em falsete, cadência mais lenta, partes sussurradas do enunciado, duração prolongada de certas palavras, mais de um acento frasal etc. (Cavalcante, 1999, p. 47).

Nos primeiros dias, as trocas iniciais são muito breves; aos poucos, vão se tornando mais intensas e ocorrem durante um período mais prolongado. Da troca de olhares às alternâncias de turnos conversacionais, uma sucessão de esquemas e rotinas se constitui, provendo as interações sociais (Cavalcante, 2023). Gradualmente, essas rotinas vão envolver o entorno da unidade cuidador-bebê e estruturar o que se denominam contextos de atenção conjunta. Esses contextos, cuja emergência ocorre quando a criança tem por volta de 9 meses de idade, consistem em interações sociais em que ela e o adulto, de forma conjunta, prestam atenção a um elemento/objeto por um intervalo de tempo razoável (Tomasello, 2003).

A partir da instauração da atenção conjunta, a dinâmica interacional adulto-bebê ganha em volume linguístico, com o conjunto gestuo-vocal se ritualizando e aproximando-se cada vez mais do funcionamento linguístico de sua comunidade. A seguir ilustramos essa estruturação:

FIGURA 1 — Andaimes de estruturação da atenção conjunta

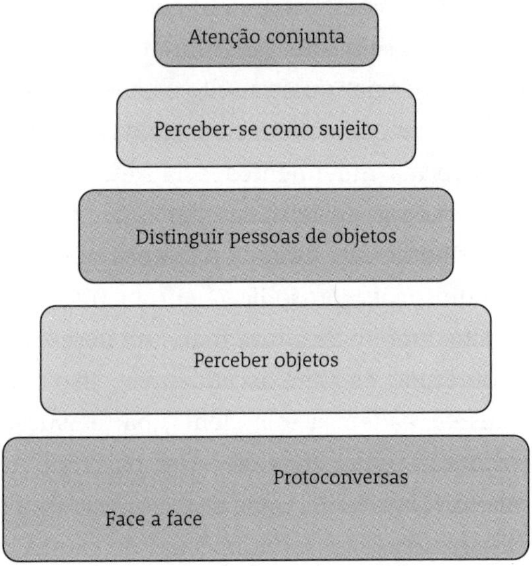

Fonte: Elaborado pelos autores.

A estrutura base das primeiras interações são as trocas sustentadas pelo face a face e pelas protoconversas — típicas da interação em "manhês". Mais adiante, o foco das trocas passa a ser o contexto no entorno do adulto-bebê, em que começam a ser alçados objetos através do engajamento conjunto. Ritualizado o engajamento conjunto, a relação entre os interlocutores propicia à criança perceber-se como sujeito e perceber seu interlocutor como um agente de troca de expectativas, isto é, como um parceiro disponível para interações.

Essa relação de engajamento entre o adulto e o bebê evidencia o que concebemos como processos de compreensão, sustentados pela interpretação do adulto das ações do bebê (balbucios, choros, sorrisos, gestos). O adulto, ao se colocar como intérprete, constitui os alicerces do que pode ser concebido como compreensão e garante, assim, o espaço para que o bebê se compreenda como sujeito de linguagem.

A criança seleciona e combina diferentes elementos linguísticos para a constituição de um envelope multimodal — como gestos, olhares, produção vocal, expressões faciais e movimentos corporais —, num processo interpretativo/compreensivo que marca seu funcionamento responsivo nesses contextos de atenção conjunta. Esses elementos se aperfeiçoam de acordo com a participação social da criança e sua interação com diferentes pares. Nesse sentido, tomamos a compreensão não como um elemento, mas como um processo interpretativo do qual participam os parceiros dialógicos em movimentos interpretativos sustentados pela dialogia. E, nos contextos de atenção conjunta, podemos flagrar tal funcionamento, conforme ilustrado na figura 2 a seguir.

FIGURA 2 — Ilustração de cena de atenção conjunta e conjunto gestuo-vocal

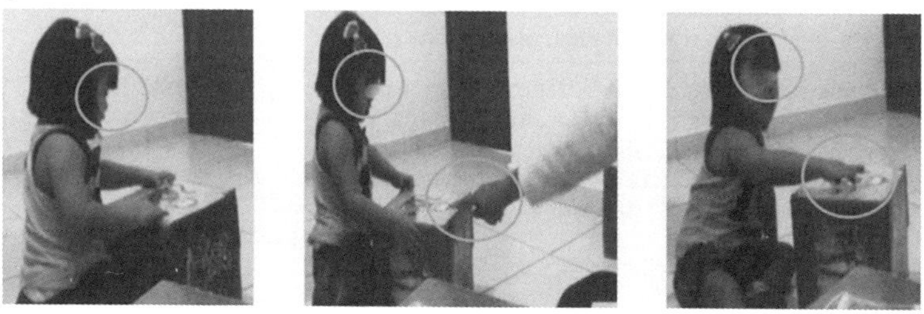

Fonte: Lima, 2020, p. 64.

Na figura 2, observamos o compartilhamento atencional de uma criança e um adulto a um objeto: um dado. Na primeira imagem, a criança direciona o olhar para o objeto e o manuseia; a interlocutora (fonoaudióloga) fala e aponta para o objeto e a criança acompanha com o olhar o gesto manual. Por fim, a criança direciona o olhar para a interlocutora e ao mesmo tempo aponta para o objeto.

Ambas utilizaram diferentes recursos linguísticos para interagir e compartilhar informações, com destaque para o gesto de apontar utilizado pelas participantes da cena. Esse gesto é interligado à função de referenciação e favorece o engajamento atencional junto ao parceiro de interação (Tomasello, 2003).

Além do gesto de apontar, outros gestos emergem ao longo do desenvolvimento infantil, junto às produções vocais. O quadro 3 ilustra a emergência do conjunto gestuo-vocal ao longo da infância.

QUADRO 3 — Emergência do conjunto gestuo-vocal na infância

Idade	Gesto	Vocal
0 a 6 meses	Face a face; gestos ritmados (movimentos manuais que acompanham a produção vocal); mimetismo facial.	Balbucio; jargão.
6 a 14 meses	Gestos emblemáticos (dar tchau, chamar, negar e afirmar com a cabeça, dar e receber objetos), pantomimas, gestos ritmados, gestos icônicos.	Jargão; holófrases.
15 a 24 meses	Gestos emblemáticos (dar tchau, chamar, negar e afirmar com a cabeça, dar e receber objetos), gestos metafóricos, ritmados, pantomimas, gestos icônicos.	Jargão; holófrases; blocos de enunciados.

Fonte: Elaborado pelos autores.

Como se observa, as semioses gestuais e vocais vão se estruturando ao longo da primeira infância. Compreender e acompanhar esse processo semiótico é fundamental tanto para a compreensão da aquisição da linguagem quanto para a clínica fonoaudiológica, pois fornece elementos para mapear o desenvolvimento linguístico infantil. Nesse sentido, Lima (2020) desenvolveu um protocolo para apoiar o acompanhamento na clínica, o Protocolo de Avaliação Multimodal Infantil (Pami), apresentando na próxima seção.

O Protocolo de Avaliação Multimodal Infantil (Pami)[2]

É uma ferramenta de descrição linguística, desenvolvida com o intuito de favorecer a descrição e o monitoramento do conjunto gestuo-vocal infantil em cenas de atenção conjunta, além de possibilitar a qualificação e quantificação das produções linguísticas e das inserções em cenas de atenção conjunta pelas crianças. No quadro 4, apresentaremos os elementos analisados no Pami.

Os primeiros itens do protocolo (do I ao IV) se referem à identificação do avaliador e do avaliado, a qual vídeo foi analisado (caso haja análise de filmagens) e à data da avaliação. O item V verifica quem iniciou a atenção conjunta, a criança ou o adulto. Essa informação é importante, visto que o conjunto gestuo-vocal, bem como a influência deste para o desenvolvimento da linguagem, podem ser diferentes a depender de se a criança a inicia ou responde ao foco atencional ao adulto (Mason-Apps *et al.*, 2018).

Devido à natureza dinâmica da atenção conjunta, é essencial definir instâncias para avaliá-la, como a iniciação ou a resposta do foco atencional (Bruinsma, Koegel e Koegel, 2004), elementos investigados pelo Pami. "Iniciar a atenção conjunta" se refere à proposição do foco atencional, na qual o bebê busca a atenção de um parceiro social para iniciar a interação. Ao mesmo tempo, "responder à atenção conjunta" se refere a responder a um parceiro social para manter a interação (Hahn, 2016). A resposta ao

2. Ver anexo na p. 101.

QUADRO 4 — Elementos de análise do Protocolo de Avaliação Multimodal Infantil (Pami)

Avaliador: I	**Criança: II**
Vídeo: III	**Dia da análise: IV**

	V	**VI**		**VII**	**VIII**	**IX**	**X**
	Quem iniciou?	**Início da cena**	**Término da cena**	**Atenção conjunta**	**Linguagem oral**	**Gestos**	**Movimento corpo**
1	( ) Criança ( ) Adulto			( ) A. Verificação ( ) A. Acompanhamento ( ) A. Direta	( ) Ausência ( ) Balbucio ( ) Holófrase ( ) Prod. vocal ( ) Jargão ( ) B. enunciados	( ) Ausência ( ) Icônico ( ) Dêitico ( ) Metafórico ( ) Ritmado	( ) Ausência ( ) Cabeça ( ) Tronco ( ) Face ( ) Braços ( ) Pernas
2	( ) Criança ( ) Adulto			( ) A. Verificação ( ) A. Acompanhamento ( ) A. Direta	( ) Ausência ( ) Balbucio ( ) Holófrase ( ) Prod. vocal ( ) Jargão ( ) B. enunciados	( ) Ausência ( ) Icônico ( ) Dêitico ( ) Metafórico ( ) Ritmado	( ) Ausência ( ) Cabeça ( ) Tronco ( ) Face ( ) Braços ( ) Pernas
3	( ) Criança ( ) Adulto			( ) A. Verificação ( ) A. Acompanhamento ( ) A. Direta	( ) Ausência ( ) Balbucio ( ) Holófrase ( ) Prod. vocal ( ) Jargão ( ) B. enunciados	( ) Ausência ( ) Icônico ( ) Dêitico ( ) Metafórico ( ) Ritmado	( ) Ausência ( ) Cabeça ( ) Tronco ( ) Face ( ) Braços ( ) Pernas

Fonte: Lima e Cavalcante (2022, p. 270).

foco atencional é uma instância poderosa para que se aprendam as palavras e os gestos a que os outros estão se referindo, enquanto a proposição do foco atencional é uma instância crucial para que se obtenham informações dos referentes e se utilize o conjunto gestuo-vocal com maior propriedade para engajamento e interação (Gillespie-Lynch, 2013), constituindo o que concebemos como funcionamento compreensivo dialógico, que envolve coatenção-cointerpretação-coexpressão.

O item VI investiga o tempo que dura o contexto de atenção, necessitando da informação do início e do término do engajamento. Já no item VII é analisado o tipo de atenção conjunta, conforme a classificação de Tomasello (2003): (1) atenção de verificação, na qual a criança alterna sua atenção, especialmente pelo direcionamento do olhar, entre o adulto e um objeto ou evento; (2) atenção de acompanhamento, na qual a criança acompanha o olhar ou o gesto de apontar do adulto em direção a um objeto ou evento que será o foco da interação e da atenção conjunta; e (3) atenção direta, na qual a criança apresenta noções espaciais e sociocomunicativas mais maduras, de modo que se torna capaz de atrair a atenção do parceiro interativo para o foco atencional e controlar o engajamento no contexto de atenção conjunta.

Nos últimos itens da ferramenta é analisado o conjunto gestuo-vocal infantil, observando as produções prosódico-vocais (item VIII), gestuais (item IX) e de movimentos corporais associados (item X) (Lima e Cavalcante, 2022). Os planos cinético e audível analisados no Pami foram discriminados nos quadros 1 e 2 deste capítulo. Em adição a estes, analisamos os movimentos corporais associados à matriz gestuo-vocal, como: movimento de tronco, de cabeça, de braços, de pernas e de face.

Em uma pesquisa que desenvolveu e utilizou o Pami para comparar o conjunto gestuo-vocal de crianças com trissomia do

21 (T21)[3] ao de crianças com desenvolvimento típico (DT), Lima (2020) observou que as crianças com T21 e com DT se inserem com a mesma frequência em contextos de atenção conjunta. Nesses contextos, as crianças com T21 eram mais responsivas e se inseriram, com maior frequência, em atenção de acompanhamento. Já as crianças com DT se inseriram em cenas de atenção direta e com mais iniciação do foco atencional. Longitudinalmente, verificou-se que a responsividade das crianças com T21 continuou alta, mas houve um aumento na frequência de iniciação do foco atencional, sobretudo em contextos de atenção direta (Lima, 2020).

Discutiremos, na próxima seção, a descrição do conjunto gestuo-vocal em um bebê com T21, realizada com o auxílio do Pami.

O Pami na avaliação do bebê com T21

A trissomia do 21 é uma condição genética causada pela presença extra de um cromossomo no par 21. Essa alteração genética é caracterizada pela presença de 47 cromossomos em cada célula, em vez de 46. E, em cada célula, há três cromossomos 21, em vez de dois, por isso o termo "trissomia do 21". Essa condição genética pode ser causada por três formas diferentes: trissomia simples, translocação e mosaicismo.

---

3. Ressalta-se que o termo "trissomia do 21" é utilizado, atualmente, para substituir o termo "síndrome de Down". T21 reflete o fato de que a condição é causada por uma cópia extra do cromossomo 21, totalizando três cópias em vez das duas esperadas, enquanto o termo anterior fazia referência ao médico John Langdon Down, que descreveu a síndrome em 1866. Essa mudança de nomenclatura visa oferecer uma descrição mais precisa da causa da síndrome, baseando-se na fundamentação genética subjacente (Cruz, Sousa e Farias, 2021).

A trissomia simples ocorre em cerca de 95% dos casos, quando, na fecundação, um espermatozoide ou um óvulo com 24 cromossomos consegue sobreviver e ser fertilizado. Dessa forma, o zigoto resultante terá 47 cromossomos, em vez de 46; e, se esse cromossomo extra for o 21, o bebê nascerá com trissomia do 21. Outra forma é a translocação, que é quando existe em todas as células do corpo a presença de material cromossômico extra 21, e esse material está ligado a outro par que não seja o 21 — geralmente ao 14; essa situação ocorre em cerca de 4% dos casos. O terceiro tipo é o menos comum, chamado de mosaicismo. Ocorre em 1% dos casos e é considerado um erro em uma das divisões celulares. O organismo do sujeito tem algumas células com 47 cromossomos e outras com 46 (Freire *et al.*, 2014).

As pessoas com trissomia 21 podem ter diferenças umas em relação às outras, tanto no aspecto físico quanto no desenvolvimento, pois dependem de vários parâmetros, como genética individual, estímulos clínicos, alimentação, educação, ambiente, contexto familiar e social. Por esse motivo, consensualmente, a comunidade científica não atribui graus a essa condição genética. Algumas características físicas são: pregas cutâneas no canto interno do olho, base nasal plana, face aplanada, protusão lingual, orelhas de implantação baixa, cabelo fino, hipotonia, excesso de tecido adiposo no dorso do pescoço, diástase. Também são destacados alguns atrasos de linguagem, como dificuldade na produção da fala, vocabulário reduzido, poucas habilidades cognitivas (pensar, raciocinar e lembrar).

Visto isso, trazemos uma aplicação do Pami como instrumento de análise gestuo-vocal nas interações mãe-bebê com T21, objeto da tese de Almeida (2023). O exemplo a seguir mostra como a matriz gestuo-vocal vai se apresentando na interação mãe-bebê.

FIGURA 3 — Ilustração de cena de interação gestuo-vocal "Dona Aranha"

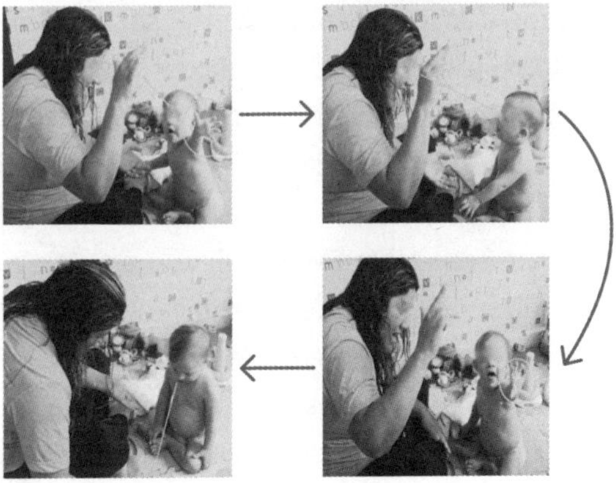

Fonte: Almeida (2023, p. 54).

A figura 3 mostra o momento em que a mãe interage com o filho de 12 meses e 27 dias por meio de uma canção popular infantil. A música narra a história de uma aranha que subia pela parede, mas, em virtude de uma forte chuva, caía no chão. Quando a chuva passava, a aranha subia novamente. A mãe segue interpretando a música com as mãos, com linguagem corporal e expressão facial, ao mesmo tempo que canta.

Este recorte nos mostra uma cena de engajamento conjunto, com várias semioses multimodais sustentadas pelo olhar de ambos os participantes da interação. Quando a mãe canta "A dona aranha subiu pela parede... e agora?", seu olhar alterna em direção à própria mão (representando a aranha) e ao rosto do filho. Nesse momento, o bebê olha ora para a mão da mãe, ora para o rosto dela, e faz o mesmo gesto da mão em configuração de aranha. Os dois interagem por gestos pantomímicos, que são representações de ações do cotidiano e com dimensão gestual icônico-ritmada — icônica porque a configuração da mão dos interactantes se relaciona com a imagem concreta (a aranha); e ritmada porque o gesto segue o ritmo da música (McNeill, 1992).

Em relação ao gesto que a criança faz em engajamento com a mãe, não podemos afirmar que ela levanta a mão com a intenção de representar a aranha igual ao gesto da mãe, pois estamos lidando com linguagem e (inter)subjetividade, mas nos apegamos ao conceito de atencionalidade de Ávila-Nóbrega (2023) quando o autor diz que, nesse processo de atenção conjunta, há acordos, simultaneidade de ações, em torno de objetivos em construção, negociados e partilhados.

Ainda nesta cena, podemos perceber que há um olhar de acompanhamento por parte dos dois interlocutores. O bebê acompanha com o olhar a mão da mãe quando esta simula a aranha subindo, descendo e no chão. Acontece o mesmo acompanhamento por parte da mãe, que olha sua própria mão em movimento, alternando o olhar para o bebê. Através do olhar alternado da mãe e da produção vocal, ela chama a atenção do filho para a aranha (mão), e essas semioses são importantes para promover o desenvolvimento de habilidades sociais que permitem ao ser humano pensar, raciocinar e interagir com o mundo social (Meltzoff, 2006; Tager-Flusberg, Skwerer e Joseph, 2006).

É interessante a forma como a mãe se apropria das pistas multimodais do filho para se envolver em um engajamento conjunto, levando a criança a ter habilidades sociais, cognitivas, motoras e linguísticas (recepção e produção).

Para finalizar essa descrição acerca das observações estabelecidas por meio do Pami, salientamos que nesta cena não há produção vocal audível da criança, mas há algumas articulações labiais como se ela estivesse falando, sem som vocal e com uma expressão facial de felicidade, através de um esboço de sorriso. Porém, mesmo sem produção vocal, o bebê fica muito envolvido com a musicalidade prosódica e a produção vocal da mãe, como também por vários elementos gestuais que estão simultâneos nesta cena.

Com a utilização do Pami, conseguimos avaliar a compreensão multimodal dos interactantes em cenas de engajamento conjunto. Ao preencher o protocolo, enxergamos os dados a seguir:

Verificamos que as pistas mais salientes na matriz gestuo-vocal da criança são os gestos ritmados, as expressões faciais e o olhar de acompanhamento. Essas pistas fazem que a mãe desenvolva as cenas de engajamento por mais tempo. Numa perspectiva dialógica mãe-bebê com trissomia do 21, os gestos, as produções vocais e o olhar são alinhados a partir das singularidades da díade na construção da atencionalidade, ou seja, a matriz multimodal é móvel. Os resultados encontrados nos mostram que as semioses presentes nas cenas de interação variaram em função do que a díade elegeu como singular no engajamento para a atencionalidade.

As interações, assim, possibilitam que se instaure o funcionamento compreensivo que parte da sustentação interpretativa inicial do adulto, estruturada com semioses variadas, recortes vocais, faciais e gestuais do adulto e do bebê, engajamento no face a face e constituição de cenas de atenção conjunta, garantindo a tríade atenção-interpretação-expressão em coatuação e construindo o processo compreensivo.

Concluímos, então, que, mesmo com os possíveis atrasos cognitivos da criança com trissomia do 21, os participantes da interação têm que ficar atentos às pistas multimodais da criança e suas singularidades para engajá-las a partir destas, pois esse engajamento conjunto aprimora a matriz multimodal e a introduz a novas interações sociais.

QUADRO 5 — Protocolo de Avaliação Multimodal Infantil (Pami)

Avaliador: [Nome]	Avaliado: Bebê
Vídeo: 5	12 meses e 27 dias

	Quem iniciou?	**Início da cena**	**Término da cena**	**Atenção conjunta**	**Linguagem oral**	**Gestos**	**Movimento corporal**
5	( ) Criança (x) Adulto	0:00	23:22	(x) Olhar de verificação (x) Olhar de acompanhamento (x) Olhar de partilha de expectativa	( ) Ausência (x) Produção vocal (x) Balbucio ( ) Jargão ( ) Holófrase ( ) Blocos de enunciados	( ) Ausência ( ) Metafórico (x) Icônico (x) Ritmado (x) Dêitico	( ) Ausência (x) Face (x) Cabeça (x) Braços (x) Tronco (x) Pernas

Fonte: Elaborado por Almeida (2023) baseado em Lima (2020).

Considerações finais

Neste capítulo, abordamos o processo de aquisição da linguagem sob o prisma da multimodalidade, em que uma matriz multissemiótica gestuo-vocal se estrutura nos primeiros usos interacionais. Essa matriz é sustentada por uma série de marcos interativos, num funcionamento em andaimes, para garantir o engajamento conjunto, a atencionalidade e a atenção conjunta entre adulto e bebê. A partir desse lócus, podemos mapear as semioses presentes nesses contextos e acompanhar os processos envolvidos no desenvolvimento linguístico infantil.

Propomos o uso do Protocolo de Avaliação Multimodal Infantil (Pami) para analisar a linguagem da criança durante o engajamento conjunto, integração que não é contemplada em outros instrumentos nacionais de avaliação linguística, como pontuado por Lima (2020) e Lima e Cavalcante (2022). Através desse monitoramento, é possível desenvolver estratégias fonoaudiológicas e oferecer orientações a educadores e familiares, visando ampliar a matriz linguística da criança em questão.

Como exemplificado no acompanhamento do bebê T21, as crianças com síndrome de Down se inserem em cenas de atenção conjunta com frequência similar a crianças com desenvolvimento típico, quando pareadas por idade de desempenho. Contudo, as instâncias e o formato de engajamento são diferentes, assim como os elementos prosódico-gestuais mobilizados para a formação da matriz linguística infantil em cada cena de atenção conjunta (Lima, 2020; Almeida, 2023).

O engajamento conjunto e a matriz multimodal são aprimorados longitudinalmente e são influenciados de maneira positiva pela intervenção fonoaudiológica (Lima, 2020). Além das contribuições para a clínica fonoaudiológica, as pesquisas em multimodalidade na aquisição da linguagem mostram que os recursos linguísticos utilizados pelo adulto são copromotores do desenvolvimento da linguagem da criança e, quanto mais elementos são utilizados em contextos dialógicos, mais favorável será a apropriação desses recursos pela criança para interação, exploração de ambientes e objetos, simbolismo, contatos interpessoais e referenciação, bem como para a integração de diferentes habilidades que devem ser consideradas no aprimoramento da atenção conjunta e, consequentemente, do desenvolvimento infantil, a saber: habilidades motoras, perceptuais, sociocognitivas e linguísticas (receptivas e expressivas).

Referências

Almeida, L. C. de. *Singularidades das interações mãe-bebê com T21 na construção do envelope multimodal: realçando semioses no primeiro ano de vida*. Tese (Doutorado em Linguística) — Centro de Ciências Humanas, Letras e Artes, Universidade Federal da Paraíba, João Pessoa, 2023.

Ávila-Nóbrega, P. V. "Reflexões sobre intencionalidade e atencionalidade como uma contribuição para a aquisição da linguagem". In: Diedrich, M. S.; Oliveira, G. F.; Del Ré, A. (orgs.). *Língua, discurso e suas relações na aquisição da linguagem*. 1. ed. São Paulo: Pedro & João, v. 1, 2023. p. 87-106.

Barros, A. T. M. de C. *Fala inicial e prosódia: do balbucio aos blocos de enunciado*. 106 p. Dissertação (Mestrado em Linguística) — Centro de Ciências Humanas, Letras e Artes, Universidade Federal da Paraíba, João Pessoa, 2012.

Bruinsma, Y.; Koegel, R. L.; Koegel , L. K. "Joint attention and children with autism: a review of the literature: mental retardation and developmental disabilities research", *Reviews*, v. 10, n. 3, p. 169-175, 2004. DOI: http://doi.org/10.1002/mrdd.20036.

Butcher, C.; Goldin-Meadow, S. "Gesture and the transition from one to two-word speech: when hand and mouth come together". In: McNeill, D. (org.). *Language and gesture*. Cambridge: Cambridge University Press, 2000.

CAVALCANTE, M. C. B. *Da voz à língua: a prosódia materna e o deslocamento do sujeito na fala dirigida ao bebê.* 239 f. Tese (Doutorado em Linguística) — Instituto de Estudos da Linguagem, Universidade Estadual de Campinas, 1999. Disponível em: https://hdl.handle.net/20.500.12733/1587684. Acesso em: 13 nov. 2024.

______. "Rotinas interativas mãe-bebê: constituindo gêneros do discurso". *Revista Investigações — Linguística*, v. 21, n. 2, p. 153-170, 2008.

______. "Contribuições dos estudos gestuais para as pesquisas em aquisição da linguagem". *Revista Linguagem & Ensino*, v. 21, n. esp., p. 5-35, 2019.

______. "Pistas multimodais nas interações com bebês". In: VIEIRA, A. J.; DEL RÉ, A.; HILÁRIO, R. N. (orgs.). *E por falar em linguagem da criança...* Porto Alegre: Zouk, 2023. v. 1, p. 59-70.

CAVALCANTE, M. C. B.; BRANDÃO, L. P. "Gesticulação e fluência: contribuições para a aquisição da linguagem". *Cadernos de Estudos Linguísticos*, v. 54, n. 1, p. 55-66, 2012. DOI: https://doi.org/10.20396/cel.v54i1.8636971.

CAVALCANTE, M. C. B. et al. "Gestualidade como uma pista importante da fluência infantil". *Prolíngua*, v. 10, n. 1, p. 43-50, 2015. Disponível em: https://periodicos.ufpb.br/index.php/prolingua/article/view/27586. Acesso em: 13 nov. 2024.

______. "Sincronia gesto-fala na emergência da fluência infantil". *Estudos Linguísticos (São Paulo, 1978)*, v. 45, n. 2, p. 411-426, 2016. DOI: https://doi.org/10.21165/el.v45i2.984.

CRUZ, B. W. da; SOUSA, C. C. de A; FARIAS, R. R. S. "The benefits of speech therapy intervention in babies with Down syndrome: a systematic review". *Research, Society and Development*, v. 10, n. 1, p. e23210111694, 2021. DOI: https://doi.org/10.33448/rsd-v10i1.11694.

FONTE, R. F. L da et al. "A matriz gesto-fala na aquisição da linguagem: algumas reflexões". In: BARROS, I. R. et al. (orgs.). *Aquisição, desvios e práticas de linguagem*. Curitiba: CRV, 2014. p. 11-26.

FONTE, R. F. L. da et al. "Perspectiva enunciativa-multimodal nos estudos sobre aquisição e transtornos de linguagem". In: CAVALCANTE, M. C. B.;

Barros, I. B. R. (orgs.). *Linguagem — Aquisição da fala e da escrita*. Campinas: Pontes, 2021. v. 1, p. 197-228.

Freire, R. C. de; Melo, S. F. de; Hazin, I. "Aspectos neurodesenvolvimentais e relacionais do bebê com Síndrome de Down". *Avances en Psicología Latinoamericana*, Bogotá, 2014, v. 32, n. 2, p. 247-259.

Gillespie-Lynch, K. "Response to and initiation of joint attention: overlapping but distinct roots of development in autism?" *OA Autism*, v. 1, n. 2, p. 13, 2013. DOI: https://doi.org./10.13172/2052-7810-1-2-596.

Hahn, L. J. "Joint attention and early social developmental cascades in neurogenetic disorders". *International Review of Research in Developmental Disabilities*, v. 51, p. 123-152, 2016. DOI: https://doi.org/10.1016/bs.irrdd.2016.08.002.

Iverson, J. M.; Thelen, E. "Hand, mouth and brain: the dynamic emergence of speech and gesture". *Journal of Consciousness Studies*, v. 6, n. 11-12, p. 19-40, 1999.

Kendon, A. "How gestures can become like words". In: Poyatos, F. (org.). Cross-cultural perspectives in nonverbal communication. Toronto: C. J. Hogrefe, Publishers, 1988. p. 131–141.

______. "Language and gesture: unity or duality?". In: McNeill, D. (org.). *Language and gesture*. Cambridge: Cambridge University Press, 2000. p. 47-63.

______. *Gesture — Visible action as utterance*. Cambridge: Cambridge University Press, 2004.

______. "Language's matrix". *Gesture*, v. 9, n. 3, p. 355-372, 2009.

Lima, I. L. B. *Protocolo de avaliação multimodal infantil — Pami: uma proposta para análise da matriz multimodal em cenas de atenção conjunta na síndrome de Down*. 181 f. Tese (Doutorado em Linguística) — Centro de Ciências Humanas, Letras e Artes, Universidade Federal da Paraíba, João Pessoa, 2020. Disponível em: https://repositorio.ufpb.br/jspui/handle/123456789/18468. Acesso em: 13 nov. 2024.

Lima, I. L. B.; Cavalcante, M. C. B. "Ferramenta de descrição linguística Pami — Protocolo de Avaliação Multimodal Infantil". In: Lazzarotto-

-Volcão, C.; Oliveira, M.; Freitas, M. J. (orgs.). *Aquisição atípica da linguagem — Modelos linguísticos e prática clínica*. Curitiba: Editora da Abralin, 2022. v. 1, p. 143-174.

Mason-Apps, E. et al. "Longitudinal predictors of early language in infants with Down syndrome: a preliminary study". *Research in Developmental Disabilities*, v. 81, p. 37-51, 2018.

McNeill, D. "So you think gestures are nonverbal?". *Psychological Review*, v. 92, n. 3, p. 350-371, 1985. DOI: https://psycnet.apa.org/doi/10.1037/0033-295X.92.3.350.

______. *Hand and mind — What gestures reveal about thought*. Chicago: University of Chicago Press, 1992.

______. *Gesture & thought*. Chicago: University of Chicago Press, 2005.

Meltzoff, A. N. "The like me framework for recognizing and becoming an intentional agent". *Acta Psychologica*, v. 124, n. 1, p. 26-43, 2006. DOI: https://doi.org/10.1016/j.actpsy.2006.09.005.

Rubino, R. *Representando o interlocutor vocal no período pré-linguístico*. Dissertação (Mestrado em Linguística) — Pontifícia Universidade Católica de São Paulo, São Paulo, 1989.

Sheppard, J. J.; Mysak, E. D. "Ontogeny of infantile oral reflexes and emerging chewing". *Child Development*, v. 55, n. 3, p. 831-843, 1984.

Tager-Flusberg, H.; Skwerer, D. P.; Joseph, R. M. "Model syndromes for investigating social cognitive and affective neuroscience: a comparison of autism and Williams syndrome". *Social Cognitive and Affective Neuroscience*, v. 1, n. 3, p. 175-182, 2006. DOI: https://doi.org/10.1093/scan/nsl035.

Tomasello, M. *Origens culturais da aquisição do conhecimento humano*. São Paulo: Martins Fontes, 2003.

Anexo: Protocolo de Avaliação Multimodal Infantil (Pami)

Avaliador:	**Criança:**
Vídeo:	**Dia da análise:**

	Quem iniciou?	Início da cena	Término da cena	Atenção conjunta	Linguagem oral	Gestos	Movimento corpo
1	( ) Criança ( ) Adulto			( ) A. Verificação ( ) A. Acompanhamento ( ) A. Direta	( ) Ausência ( ) Balbucio ( ) Holófrase ( ) Prod. vocal ( ) Jargão ( ) B. enunciados	( ) Ausência ( ) Icônico ( ) Dêitico ( ) Metafórico ( ) Ritmado	( ) Ausência ( ) Cabeça ( ) Tronco ( ) Face ( ) Braços ( ) Pernas
2	( ) Criança ( ) Adulto			( ) A. Verificação ( ) A. Acompanhamento ( ) A. Direta	( ) Ausência ( ) Balbucio ( ) Holófrase ( ) Prod. vocal ( ) Jargão ( ) B. enunciados	( ) Ausência ( ) Icônico ( ) Dêitico ( ) Metafórico ( ) Ritmado	( ) Ausência ( ) Cabeça ( ) Tronco ( ) Face ( ) Braços ( ) Pernas
3	( ) Criança ( ) Adulto			( ) A. Verificação ( ) A. Acompanhamento ( ) A. Direta	( ) Ausência ( ) Balbucio ( ) Holófrase ( ) Prod. vocal ( ) Jargão ( ) B. enunciados	( ) Ausência ( ) Icônico ( ) Dêitico ( ) Metafórico ( ) Ritmado	( ) Ausência ( ) Cabeça ( ) Tronco ( ) Face ( ) Braços ( ) Pernas
4	( ) Criança ( ) Adulto			( ) A. Verificação ( ) A. Acompanhamento ( ) A. Direta	( ) Ausência ( ) Balbucio ( ) Holófrase ( ) Prod. vocal ( ) Jargão ( ) B. enunciados	( ) Ausência ( ) Icônico ( ) Dêitico ( ) Metafórico ( ) Ritmado	( ) Ausência ( ) Cabeça ( ) Tronco ( ) Face ( ) Braços ( ) Pernas
5	( ) Criança ( ) Adulto			( ) A. Verificação ( ) A. Acompanhamento ( ) A. Direta	( ) Ausência ( ) Balbucio ( ) Holófrase ( ) Prod. vocal ( ) Jargão ( ) B. enunciados	( ) Ausência ( ) Icônico ( ) Dêitico ( ) Metafórico ( ) Ritmado	( ) Ausência ( ) Cabeça ( ) Tronco ( ) Face ( ) Braços ( ) Pernas
6	( ) Criança ( ) Adulto			( ) A. Verificação ( ) A. Acompanhamento ( ) A. Direta	( ) Ausência ( ) Balbucio ( ) Holófrase ( ) Prod. vocal ( ) Jargão ( ) B. enunciados	( ) Ausência ( ) Icônico ( ) Dêitico ( ) Metafórico ( ) Ritmado	( ) Ausência ( ) Cabeça ( ) Tronco ( ) Face ( ) Braços ( ) Pernas

5. Avaliação do desenvolvimento da compreensão da linguagem de crianças de 1 a 6 anos

Maria Lucia N. Menezes
Maria Luciana S. Mayrink

Este capítulo tem como objetivo descrever o processo para avaliar os transtornos no desenvolvimento da compreensão da linguagem da criança na faixa etária de 1 a 6 anos. Para fins didáticos, é necessário que se apresente a síntese do modelo teórico do desenvolvimento da linguagem de Edward Bloom (1988), que possibilita a análise dos componentes da linguagem (conteúdo, estrutura e uso) separadamente, sendo de grande auxílio na compreensão dos diferentes transtornos da linguagem.

Bloom (1988, p. 2) define linguagem como "um código pelo qual ideias são expressas através de um sistema convencional de signos arbitrários para comunicar".

A linguagem expressa o que os indivíduos têm em mente — suas crenças e seus desejos. O conteúdo do estado mental, o pensamento, expressado em uma língua, é resultado não só das percepções orientadas pelo que vemos, ouvimos e sentimos naquele momento como também de conhecimentos que temos de objetos, eventos e relações com o mundo, que se encontram armazenados na memória. O que as pessoas falam depende tanto do conhecimento prévio como da percepção no momento presente (Bloom, 1988).

As ideias, portanto, são o conteúdo (semântica) da linguagem. As representações mentais que a criança adquire do mundo que a cerca se desenvolvem através das capacidades neurobiológicas em interação com experiências vividas com pessoas, objetos e eventos do seu ambiente afetivo e social. O conteúdo da linguagem depende de um código. Nas palavras de Bloom (1988, p. 5), "[o] código é uma maneira de representar uma coisa por outra. A língua é uma forma de representação". Paralelamente à aquisição do conteúdo (semântica) da linguagem, a forma/estrutura (fonologia, morfologia e sintaxe) é adquirida. A fala não ocorre no vácuo, ela se dá em relação a um contexto, que frequentemente inclui outras pessoas: é o uso da linguagem (Bloom, 1988). Segundo esses pesquisadores, os três principais aspectos do uso da linguagem são: (1) função, seu uso para diferentes propósitos; (2) informação do contexto, que determina qual a melhor forma de se expressar verbalmente para alcançar os objetivos; e (3) uso da interação entre pessoas para iniciar, manter e concluir a conversação.

A integração de conteúdo (semântica), forma (estrutura) e uso é o conhecimento da linguagem, que orienta as ações do falante e interpreta as mensagens (Bloom, 1988). Somente com o desenvolvimento da integração de conteúdo, forma e uso podemos pensar que a criança está aprendendo a compreender e usar uma língua.

A expressão de uma ideia sobre o objeto "bola" depende da aquisição do seu conceito para a construção do conhecimento. São necessárias várias experiências com o objeto, tendo em vista que as bolas apresentam diferenças de uma para outra em tamanho, textura, cor e peso. Entretanto, todas têm semelhanças entre si, que as distinguem de outros objetos. Elas são semelhantes em relação à forma (redondas) e à função (rolam em uma superfície e servem para jogar). A ação da própria criança em interação com outra pessoa sobre o objeto "bola" vai sendo interiorizada. À medida que os encontros da criança com a bola se repetem, ela vai adquirindo a representação mental do objeto "bola", guardado na memória. Na interação com seu contexto social e linguístico, simultaneamente à imagem da bola, a criança memoriza a palavra "bola", um exemplo da aquisição léxico/semântica e do uso, ou seja, da integração da semântica (a imagem, o conhecimento do objeto) com a estrutura (a palavra "bola") em interação com uma pessoa. Logo, o aprendizado de palavras começa no início da infância e implica um processo crescente.

Os pais aguardam ansiosamente a primeira palavra do bebê como um marco de seu desenvolvimento. Contudo, as habilidades da comunicação se iniciam muito antes de a criança usar a linguagem verbal. Durante a etapa denominada pré-linguística, a criança utiliza formas não verbais para se comunicar. Trata-se da comunicação intencional, que será seguida pelo período de transição às primeiras palavras (Watt, Wetherby e Shumway, 2006). Antes de emitirem os sons que são prontamente identificados como palavras por seus pais, os bebês utilizam a vocalização (fonemas e combinações de fonemas) como função comunicativa, marcada, sobretudo, pelas trocas socioafetivas (Rochat e Striano, 1999). A aquisição linguística e o desempenho da cognição social se mostram interdependentes, pois se iniciam de maneira conjunta no processo de interação do bebê com seus cuidadores (a mãe ou a pessoa que cuida do bebê) e com seu entorno social. Os dois primeiros anos de vida são fundamentais para o desenvolvimento das habilidades da comunicação verbal (Määttä *et al.*, 2016).

A partir do segundo ano de vida, a velocidade do aprendizado verbal aumenta de maneira repentina. A criança começa a expandir o vocabulário gramatical de sua língua, uma habilidade fundamental para o desenvolvimento da linguagem (Leonard, 2014). Inicia a comunicação verbal com combinação de palavras, utilizando estruturas de frases. A produção e a emissão de múltiplas orações indicam uma fase avançada do desenvolvimento da linguagem nas crianças, oferecendo-lhes um desempenho social sofisticado (Kirjavainen *et al.*, 2009). Na maioria das crianças, o desenvolvimento da linguagem ocorre nos cinco primeiros anos de vida. No final do período pré-escolar, o desenvolvimento da linguagem oral deve estar concluído (McIntyre *et al.*, 2017). Nesse período, elas descobrem como encontrar um contexto comum para sustentar a conversação (Short-Meyerson, 2010), produzem e compreendem períodos mais longos (Griffin *et al.*, 2004).

Conti-Ramsden e Durkin (2011) consideram a linguagem um sistema complexo, cuja aquisição depende da interação entre fatores constitutivos da criança e fatores externos ambientais, que se influenciam mutuamente durante o desenvolvimento.

A breve descrição demonstra a fundamental importância do desenvolvimento pré-linguístico e linguístico nos primeiros anos de vida para o desenvolvimento da comunicação verbal e social e do aprendizado da criança.

Transtornos do desenvolvimento da compreensão da linguagem

As crianças que adquirem as habilidades da linguagem com acentuada discrepância em relação à sua idade cronológica são diagnosticadas com transtorno do desenvolvimento da linguagem (TDL). Elas podem apresentar níveis diferentes de problemas fonológicos, léxico/semânticos, morfossintáticos, pragmáticos ou de memória verbal. Tais dificuldades descrevem a heterogeneidade do grupo. As crianças com TDL apresentam defasagem não só no desenvolvimento da linguagem como também nas etapas pré-linguísticas (Conti-Ramsden e Durkin, 2012).

O DSM-5 (2023) estabelece como principais critérios para o diagnóstico do transtorno da linguagem as dificuldades na aquisição e no uso da linguagem devido a déficits na compreensão ou produção de vocabulário, na estrutura da sentença e no discurso. Os déficits da linguagem são evidentes na comunicação verbal, na comunicação escrita e na linguagem dos sinais. O aprendizado da linguagem e seu uso dependem de habilidades tanto de compreensão como de expressão. A habilidade expressiva refere-se à produção vocal, gestual ou de sinais, enquanto a habilidade receptiva refere-se ao processo de compreensão das mensagens linguísticas. As habilidades da linguagem precisam ser avaliadas em ambas as modalidades — receptiva e expressiva —, considerando-se que os níveis de dificuldade apresentada em cada uma podem diferir. Por exemplo, a linguagem expressiva de uma criança pode estar severamente prejudicada, enquanto a linguagem receptiva está apenas debilitada.

O DSM-5 (2023) descreve, ainda, sinais importantes que são observados com frequência na comunicação verbal de crianças com transtornos da linguagem, como alterações na aquisição do vocabulário e da gramática, afetando a produção do discurso. A criança apresenta atraso na aquisição das primeiras palavras e frases e no tamanho do vocabulário, que é menor e com menos variedade do que o esperado. As frases são mais curtas e menos complexas, apresentando erros gramaticais. Essas crianças podem apresentar dificuldade de buscar as palavras necessárias para se expressar, bem como deficiências na capacidade de relembrar palavras e sentenças novas, que se manifestam como dificuldade de seguir instruções. Também apresentam déficit para relembrar uma nova sequência de sons — habilidade importante para aprender palavras novas.

O mais severo transtorno do desenvolvimento da linguagem é a dificuldade na compreensão oral (Saar *et al.*, 2018). Esta gera déficits persistentes, que expõem a criança a consequências negativas (Tarvainen, Stolt e Launonen, 2020), como prejuízos nas relações sociais (Conti-Ramsden e Durkin, 2007), baixo aprendizado e baixo nível socioeconômico (Elbro, Dalby e Maarbjerg, 2011).

As dificuldades na compreensão da linguagem oral também podem ocorrer ao lado de outros diagnósticos, por exemplo, vir associadas a condições biomédicas como síndrome de Down (trissomia do 21) ou transtorno do espectro autista (Bishop *et al.*, 2017). No entanto, a criança pode não compreender a linguagem por outras razões, como a baixa condição socioeconômica associada ao pouco conhecimento da linguagem (Fernald *et al.*, 2013).

A compreensão dessas questões tem levado especialistas a discutirem diferentes aspectos da linguagem, bem como a formularem conceitos e terminologias relativos aos seus problemas. Como resultado de um estudo multinacional e multidisciplinar sobre a terminologia dos problemas da linguagem, estabeleceu-se consensualmente o termo "transtorno do desenvolvimento da linguagem" (TDL) em substituição a "déficit específico da linguagem" (DEL) e "alteração específica no desenvolvimento da linguagem" (AEDL) (Bishop *et al.*, 2017). Quando as dificuldades de linguagem ocorrem associadas a uma condição biomédica — lesão cerebral, epilepsia adquirida, condições genéticas como síndrome de Down, paralisia cerebral, perda auditiva sensorioneural, transtorno do espectro autista (TEA) e outras —, a terminologia "transtorno da linguagem" é associada ao nome do diagnóstico biomédico, por exemplo, "transtorno da linguagem associado ao TEA" (Bishop *et al.*, 2017; Cáceres-Assenço *et al.*, 2020).

Avaliação do desenvolvimento da compreensão da linguagem

Segundo Locke (1997), para entender o desenvolvimento da linguagem verbal da criança é fundamental compreender como as crianças desenvolvem suas capacidades emocionais, sociais, perceptivas, motoras, cognitivas e linguísticas, necessárias ao uso eficiente da linguagem.

A distinção entre avaliação e diagnóstico é de suma importância. Haynes, Pindzola e Emerick (1992) definem a avaliação como o processo para se chegar ao diagnóstico. Para esses autores, o mais importante, ao se realizar o diagnóstico, é ter profunda compreensão do significado do problema da criança. Eles enfatizam a complexidade do processo de avaliar alterações na aquisição da linguagem, apontando para a importância de buscar as possíveis causas dos déficits, identificar de que modo interferem na compreensão e expressão verbal e, finalmente, quais são as consequências impostas na comunicação, na socialização e no aprendizado.

Conhecer as etapas do desenvolvimento típico da linguagem, bem como seus transtornos e possíveis causas, é essencial para que se possam interpretar os dados obtidos na anamnese, na análise da linguagem espontânea e nos resultados do teste psicométrico.

É fundamental que o profissional disponha de habilidades para interagir com a criança e a família. Estudos têm demonstrado que o contexto da sala de avaliação e as características interpessoais do examinador influenciam os resultados da avaliação da linguagem e da fala (Nation e Aram, 1977). As crianças são suscetíveis ao contexto físico e interpessoal.

Antes do início da avaliação do desenvolvimento da linguagem, deve-se agendar um encontro com os pais sem a presença da criança a ser avaliada. Nessa entrevista, denominada anamnese, é utilizado um questionário com perguntas relativas a histórico médico, nascimento, comunicação verbal e preferências da criança em relação às atividades em seu contexto familiar. Também interessa saber qual o período em que utiliza telas (celular, *tablet* e televisão) e como os pais se relacionam com a dificuldade da criança. Os dados auxiliam o profissional em sua interação com a criança tanto no contexto de avaliação como na compreensão das possíveis causas do transtorno da linguagem.

Para avaliar uma criança com suspeita de transtorno no desenvolvimento da compreensão da linguagem, o examinador deve dispor dos dados da anamnese e de materiais — objetos lúdicos (carrinho, bola, bonequinha, miniaturas de xícara, prato, colher etc.), figuras, jogos, livros com figuras, papel, lápis de cor —, que devem ser guardados em um armário para não interferir na atenção da criança. O examinador, com base no objetivo da avaliação, deve ter em mente estratégias para obter as informações da compreensão da linguagem que julgar necessárias para maior entendimento da dificuldade da criança. O material a ser utilizado também deve estar separado de acordo com a idade da criança e as informações relatadas pelos pais. É imprescindível que, ao entrar no consultório, a criança se sinta segura e acolhida; se ela demonstrar que deseja a presença do acompanhante na sala de avaliação, deve-se consentir. O examinador deve ficar atento, observando a interação da criança com o acompanhante, sua compreensão verbal, se responde a perguntas, sua expressão facial e gestual.

No primeiro encontro com a criança, o examinador deve ter o cuidado de se comunicar verbalmente de forma clara, suave e com frases curtas; deve utilizar os dados da anamnese em relação ao comportamento da linguagem da criança. A idade cronológica da criança pode não corresponder à do seu desenvolvimento da linguagem. Assim, as tarefas e o material para avaliação no primeiro encontro devem ser disponibilizados de acordo com as preferências relatadas pelos pais. Inicialmente, o examinador deve perguntar o nome e a idade da criança, se ela sabe o porquê de estar ali e quais as suas preferências de jogos e brinquedos. Deve utilizar perguntas previamente idealizadas e dirigidas ao componente da linguagem a ser avaliado.

A avaliação descrita utilizará o modelo teórico de Bloom (1988), que possibilita a análise dos componentes da linguagem — conteúdo (semântica), estrutura (morfologia/sintaxe) e uso (pragmática) — separadamente.

O conhecimento do conteúdo da linguagem é avaliado com tarefas concentradas nos conceitos de objetos (vocabulário), verbos, qualidade (adjetivos), quantidade, relação espacial, relação temporal e sequência. A estrutura da linguagem é avaliada por meio de questões relacionadas à compreensão de morfologia e sintaxe.

Na faixa etária dos 12 aos 23 meses, o conteúdo avaliado se refere ao conhecimento de objetos (vocabulário) e de ações (verbos), utilizando material lúdico. A partir dos 24 meses, devem ser utilizadas figuras, e o conteúdo avaliado deve se referir aos conceitos de objetos (substantivos), verbos, qualidades (adjetivos), pronomes, quantidades, tempo (dia e noite), relação espacial, relação temporal e sequência. Seguem exemplos de figuras e perguntas que podem ser utilizadas para obter informações sobre a aquisição do conteúdo e da estrutura da linguagem:

FIGURA 1 — Idade: 2 anos e 6 meses a 2 anos e 11 meses. Compreensão do conteúdo, conceito de qualidade (tamanho) e da estrutura (sintaxe/morfologia) "grande". Pedido verbal: "Mostre a vaca grande".

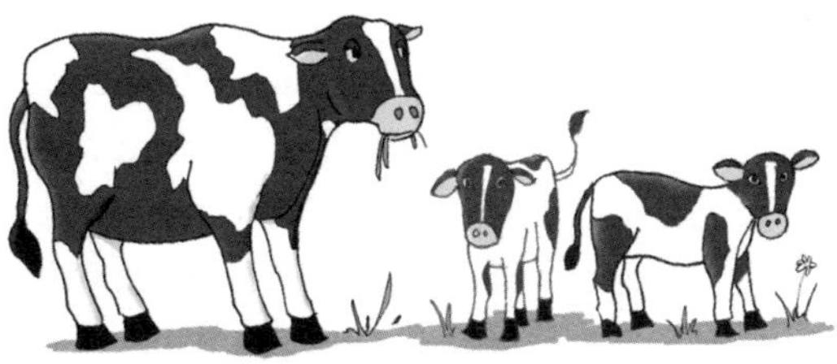

Fonte: Menezes, 2019, Manual de figuras (Linguagem compreensiva), p. 6.

FIGURA 2 — Idade: 4 anos e 6 meses a 4 anos e 11 meses. Compreensão do conteúdo, conceito de tempo (velocidade) e da estrutura (morfologia e sintaxe) "o mais rápido".

Pedido verbal: "Mostre o transporte que é mais rápido".

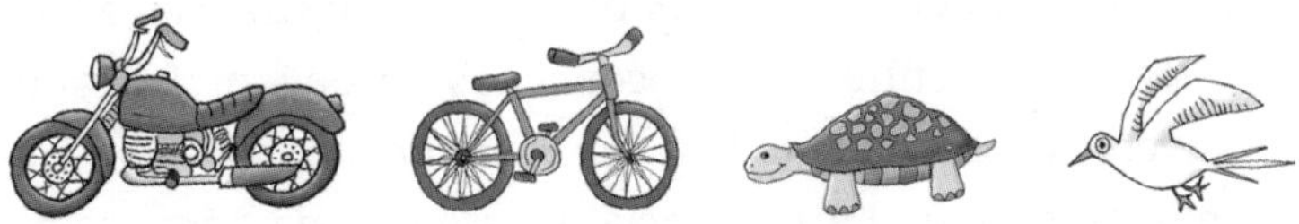

Fonte: Menezes, 2019, Manual de figuras (Linguagem compreensiva), p. 38.

FIGURA 3 — Idade: 6 anos a 6 anos e 5 meses. Compreensão do conteúdo, conceito de relação espacial/sequência e da estrutura (morfologia e sintaxe) "o primeiro". Pedido verbal: "Olhe estes carros, eles estão chegando na garagem. Qual é o primeiro carro?"

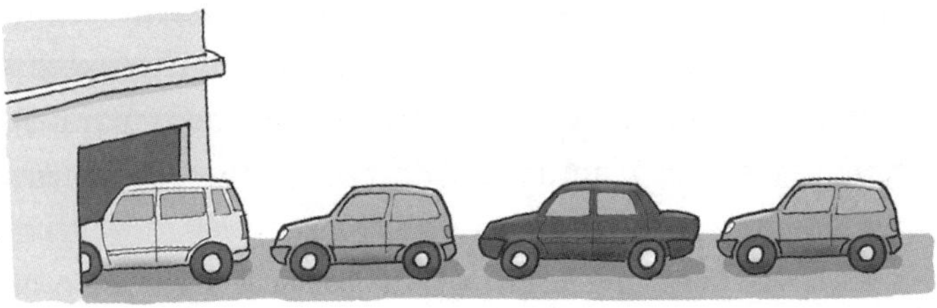

Fonte: Menezes, 2019, Manual de figuras (Linguagem compreensiva), p. 52.

A análise do uso da linguagem é realizada observando-se a comunicação social da criança em diferentes contextos — durante a interação com seu acompanhante e com o examinador e também por meio de vídeos. A gravação de vídeos da criança com pessoas do seu ambiente familiar, com outras crianças na escola ou no parquinho é relevante não só para observar a interação social dela como também para orientar os pais.

Eventualmente, para se concluir o diagnóstico, além da avaliação do fonoaudiólogo especialista em linguagem, torna-

-se necessária a cooperação e troca de informações com outros profissionais, como neurologistas, geneticistas, psiquiatras, psicólogos, otorrinolaringologistas, pediatras, oftalmologistas e pedagogos. A multidisciplinaridade nos diagnósticos dos transtornos da linguagem tem sido de grande importância para a compreensão das causas e do indivíduo em si.

A interação entre profissionais facilita e beneficia um planejamento terapêutico mais adequado. Logo, o diagnóstico dos transtornos de linguagem, muitas vezes, depende da correlação da avaliação de mais de um profissional que, através de comprovados conhecimentos, técnicas e instrumentos, possa identificar os sinais patológicos observados no comportamento da linguagem da criança. Como exemplo, citamos o transtorno do espectro autista (TEA), que, dependendo da gravidade, pode ser confundido com deficiência auditiva. Nesse caso, são necessárias as avaliações de um neuropediatra ou psiquiatra e de um otorrinolaringologista para se definir a causa do transtorno da linguagem apresentado.

A intervenção nas crianças com TDL geralmente é realizada por fonoaudiólogo especialista em linguagem (Cirrin e Gillam, 2008). Estudos sugerem que as habilidades de linguagem compreensiva e expressiva podem ser melhor desenvolvidas com a participação dos cuidadores, orientados pelo profissional quanto às estratégias na comunicação com a criança (Tarvainen, Stolt e Launonen, 2020). A participação da família, sob orientação desse profissional, é de suma importância; quando a família é considerada, ouvida e tida como corresponsável no processo terapêutico, há possibilidades de maior evolução na comunicação da criança (Bagetti *et al.*, 2023).

O êxito do processo depende do grau de severidade do transtorno do desenvolvimento da linguagem (Bishop *et al.*, 2017), do quociente de inteligência da criança (Davis, Lancaster e Camarata, 2016) e da idade do início da intervenção. Os riscos e as dificuldades poderão ser diminuídos se a criança tiver intervenções precoces e adequadas. Em geral, a criança que inicia a intervenção nos primeiros anos tem resposta mais rápida (Jacoby *et al.*, 2002). Assim, a intervenção precoce com um fonoaudiólogo especialista em linguagem poderá aprimorar a qualidade de vida da criança com dificuldades na linguagem, diminuindo o ônus social (Marsh *et al.*, 2010).

Referências

American Psychiatric Association (APA). *Manual diagnóstico e estatístico de transtornos mentais — DSM-5-TR*. 5. ed. Porto Alegre: Artmed, 2023.

Bagetti, T. et al. "Perfil linguístico de crianças com transtornos de linguagem e fala e participação da família no processo terapêutico: revisão integrativa de literatura". *Revista CEFAC*, v. 3, n. 25, e2623, 2023. DOI: https://doi.org/10.1590/1982-0216/20232532623s.

Bloom, L. "What is language?" In: Lahey, M. *Language disorders and language development*. New York: Macmillan, 1988. p. 1-19.

Bishop, D. V. M. et al. "Phase 2 of CATALISE: a multinational and multidisciplinary Delphi consensus study of problems with language development: terminology". *Journal of Child Psychology and Psychiatry*, v. 58, n. 10, p. 1068-1080, out. 2017. DOI: https://doi.org/10.1111/jcpp.12721.

Cáceres-Assenço, A. M. et al. "Por que devemos falar sobre transtorno do desenvolvimento da linguagem". *Audiology Communication Research*, n. 25, e2342, 2020. DOI: https://doi.org/10.1590/2317-6431-2020-2342.

Cirrin, F.; Gillam, R. "Language intervention practices for school-age children with spoken language disorders: a systematic review". *Language Speech and Hearing Services in Schools*, v. 39, n. 1, p. 110-137, 2008. DOI: https://doi.org/10.1044/0161-1461(2008/012).

CONTI-RAMSDEN, G.; DURKIN, K. "Language, social behavior, and the quality of friendships in adolescents with and without a history of specific language impairment". *Child Development*, v. 78, n. 5, p. 1441-1457, set./out. 2007. DOI: https://doi.org/10.1111/j.1467-8624.2007.01076.x.

______. "Specific language impairment". In: SKUSE, H.; BRUCE, H.; DOWDNEY, L. (orgs.). *Child psychology and psychiatry — Frameworks for practice*. Chichester: Wiley-Blackwell, 2011. p. 180-185.

______. "Language development and assessment in the preschool period". *Neuropsychology Review*, v. 22, n. 4, p. 384-401, dez. 2012. DOI: https://doi.org/10.1007/s11065-012-9208-z.

DAVIS, T. N.; LANCASTER, H. S.; CAMARATA, S. "Expressive and receptive vocabulary learning in children with diverse disability typologies". *International Journal of Developmental Disabilities*, v. 62, n. 2, p. 77-88, 2016. DOI: https://doi.org/10.1179/2047387715Y.0000000010.

ELBRO, C.; DALBY, M.; MAARBJERG, S. "Language-learning impairments: a 30-year follow-up of language-impaired children with and without psychiatric, neurological and cognitive difficulties". *International Journal of Language & Communication Disorders*, v. 46, n. 4, p. 437-448, jul./ago. 2011. DOI: https://doi.org/10.1111/j.1460-6984.2011.00004.x.

FERNALD, A.; MARCHMAN, V. A.; WEISLEDER, A. "SES differences in language processing skill and vocabulary are evident at 18 months". *Developmental Science*, v. 16, n. 2, p. 234-248, mar. 2013. DOI: https://doi.org/10.1111/desc.12019.

GRIFFIN, T. M. et al. "Oral discourse in the preschool years and later literacy skills". *First Language*, v. 24, n. 2, p. 123-147, jan./fev. 2004. DOI: https://doi.org/10.1177/0142723704042369.

HAYNES, W. O.; PINDZOLA, R. H.; EMERICK, L.L. *Diagnosis and evaluation in speech pathology*. 4. ed. New Jersey: Prentice Hall, 1992.

JACOBY, G. P. et al. "The number of individual treatment units necessary to facilitate functional communication improvements in the speech and language of young children". *American Journal of*

Speech-Language Pathology, v. 11, n. 4, p. 370-380, nov. 2002. DOI: https://doi.org/10.1044/1058-0360(2002/041).

Kirjavainen, M. "I want hold Postman Pat: investigation into the acquisition of infinitive marker 'to'". *First Language*, v. 29, n. 3, p. 313-339, jul. 2009. DOI: https://doi.org/10.1177/0142723709105312.

Leonard, L. *Children with specific language impairment*. London: The MIT Press; Cambridge: MIT, 2014.

Locke, J. L. "Desenvolvimento da capacidade para a linguagem falada". In: Fletcher, P.; MacWhinney, B. (orgs.). *Compêndio da linguagem da criança*. Porto Alegre: Artes Médicas, 1997. p. 233-251.

Määttä, S. et al. "Continuity from prelinguistic communication to later language ability: a follow-up study from infancy to early school age". *Journal of Speech, Language and Hearing Research*, v. 59, n. 6, p. 1357-1372, dez. 2016. DOI: https://doi.org/10.1044/2016_JSLHR-L-15-0209.

Marsh, K. et al. "An economic evaluation of speech and language therapy" [Final report]. *Matrix evidence*, 2010. Disponível em: https://speechandhearingbc.ca/wp-content/uploads/2018/04/The-Economic-Case-for-Speech-and-Language-Therapy.pdf. Acesso em: 13 nov. 2024.

McIntyre, I. et al. "Receptive and expressive English language assessment used for young children: a scoping review protocol". *Systematic Reviews*, n. 6, e70, abr. 2017. DOI: https://doi.org/10.1186/s13643-017-0471-1.

Menezes, M. L. *ADL 2 — Avaliação do desenvolvimento da linguagem*. 2. ed. Rio de Janeiro: Edição da autora, 2019.

Nation, J. E.; Aram, D. M. *Diagnosis of speech and language disorders*. Saint Louis: Mosby, 1977.

Rochat, P.; Striano, T. "Social-cognitive development in the first year". In: Rochat, P. (org.). *Early social cognition — Understanding others in the first months of life*. Malwah, New Jersey: Lawrence Erlbaum Associates Publishers, 1999. p. 3-34.

SAAR, V.; LEVÄNEN, S.; KOMULAINEN, E. "Cognitive profiles of Finnish preschool children with expressive and receptive impairment". *Journal of Speech, Language, and Hearing Research*, v. 61, n. 2, p. 386-397, fev. 2018. DOI: https://doi.org/10.1044/2017_JSLHR-L-16-0365.

SHORT-MEYERSON, K. J. "Preschoolers' establishment of mutual knowledge during scripted interactions". *First Language*, v. 30, n. 2, p. 219-236, 2010. DOI: https://doi.org/10.1177/0142723709359238.

TARVAINEN, S.; STOLT, S.; LAUNONEN, K. "Oral language comprehension interventions in 1–8-year-old children with language disorders or difficulties: a systematic scoping review". *Autism & Developmental Language Impairments*, v. 5, ago. 2020. DOI: https://doi.org/10.1177/2396941520946999.

WATT, N.; WETHERBY, A.; SHUMWAY, S. "Prelinguistic predictors of language outcome at 3 years of age". *Journal of Speech, Language, and Hearing Research*, v. 49, n. 6, p. 1224-1237, dez. 2006. DOI: https://doi.org/10.1044/1092-4388(2006/088).

6. Avaliação da compreensão oral na comunicação alternativa

Maria de Jesus Gonçalves
Débora Deliberato

> *Ninguém compreende o outro [...] corre entre nós o mar que nos define e separa. Por mais que uma alma se esforce por saber o que é outra alma, não saberá senão o que lhe diga uma palavra [...].*
> Fernando Pessoa, *Livro do desassossego*

Pessoa, um mestre da palavra que sempre nos toca a alma, neste breve trecho do *Livro do desassossego* nos fala sobre como compreender o outro passa pela palavra — é por meio dela que é possível, "talvez", uma alma saber o que é a outra alma. De forma menos poética, Guenther (1998), ao discutir a compreensão da linguagem, coloca uma questão: como o cérebro compreende a linguagem, como associa palavras a ideias? O autor discute as características funcionais desse processo e aborda a percepção dos sons linguísticos, a compreensão da sentença e a compreensão de discursos, como conversação e histórias curtas. A compreensão oral requer que, a partir das ondas sonoras dos fonemas, o ouvinte identifique sílabas e palavras no sinal de fala. A percepção da fala é muitas vezes descrita como um milagre biológico (Pinker, 1994). Parte desse milagre da natureza reside na diferença entre o que o que está objetivamente na onda sonora da fala e o que realmente é percebido pelo ouvinte. É importante entender que os fonemas, as palavras, as sentenças e o discurso não são produzidos nem compreendidos num vácuo social (Guenther, 1998).

A linguagem é extremamente complexa, contendo em si uma infinidade de regras e elementos. Para compreender e ser compreendido, o sujeito deve ter capacidade de conhecer as regras dos sons e suas combinações, conhecer as regras associadas ao significado dos sons, compreender e criar um número infindável de frases e utilizar a linguagem em diferentes contextos sociais. De acordo com a perspectiva de Vigotski (1991), o desenvolvimento da linguagem é um processo em que intervêm, para além das estruturas biológicas e genéticas do organismo ativo, também o contexto histórico e cultural em que o indivíduo está inserido. Essa experiência simultaneamente social, cultural e histórica possibilita à criança dominar e apropriar-se de instrumentos culturais como a linguagem, o pensamento, conceitos e ideias. Neste capítulo, discutiremos as questões relacionadas à compreensão da linguagem oral e, mais especificamente, à compreensão da linguagem oral na comunicação alternativa e aumentativa (CAA)[1]. Abordaremos a especificidade das formas de avaliação da compreensão em pessoas com necessidades complexas de comunicação (NCC) e sua importância para a definição das melhores formas de CAA para cada sujeito, permitindo sua comunicação e integração social.

Compreensão

A compreensão está intimamente ligada à expressão, pois compreender e expressar são duas dimensões da linguagem que precisam ser manejadas para um processo de comunicação eficiente (Joly e Piovezan, 2012).

---

1. Também chamada comunicação suplementar e alternativa (CSA). [N. E.]

A ação de compreender não se limita ao decifrar de códigos; processos mais complexos são acionados para habilitar o sujeito a manipular o conteúdo disponibilizado e a integrar os elementos explícitos e implícitos na mensagem.

A compreensão oral há muito vem sendo estudada em suas várias vertentes e continua, ainda hoje, despertando o interesse de pesquisadores das mais diversas áreas, levando à proposição de diferentes modelos cognitivos de processamento da linguagem (Fletcher e Bloom, 1988; Kintsch, 1988; Kintsch e Van Dijk, 1978).

Gurgel *et al.* (2010) apontam que a compreensão da linguagem oral em crianças surge já no primeiro ano de vida e vai se aperfeiçoando, e funciona como base para a produção das primeiras palavras. De modo mais simples, a compreensão refere-se à assimilação que a criança faz das ideias que lhe são apresentadas, a partir da recordação dos elementos principais que compõem essas ideias.

Compreensão oral na comunicação alternativa

Ao avaliar a compreensão da linguagem oral na criança, o profissional deve levar em conta suas características cognitivas, seu estágio de desenvolvimento e seu processo de aprendizagem, uma vez que compreender adquire diferentes significados em função dessas características, bem como do tipo de informação (símbolos, objetos, instruções e discursos) a ser compreendida.

Tradicionalmente, a avaliação da compreensão ocorre por meio de respostas verbais ou respostas motoras — por exemplo, apontar ou manipular figuras ou pequenos objetos. Entretanto, o processo de compreensão adquire uma complexidade adicional quando se trata de entender de que forma ela acontece para crianças, adolescentes e adultos com necessidades complexas de comunicação (NCC), como nos casos de paralisia cerebral, deficiência intelectual e transtorno do espectro autista, entre outros. Essas crianças, adolescentes e adultos constituem um grupo heterogêneo, com grande variabilidade no funcionamento cognitivo, linguístico e de desenvolvimento.

A questão que se coloca é: como conciliar a avaliação baseada em testes que tomam como pressuposto a capacidade de ver, ouvir, compreender, falar e manipular vários tipos de informações e materiais com uma população que, na maior parte das vezes, apresenta deficiências motoras, cognitivas e comportamentais graves? Essa população, em grande parte, usa ou é candidata ao uso de comunicação alternativa e aumentativa (CAA). A CAA consiste em um grupo integrado de componentes que inclui símbolos, fotos, figuras, desenhos, sinais manuais, gestos, expressões faciais e corporais, vocalizações, leitura, escrita, estratégias e técnicas para possibilitar a comunicação de pessoas que não se comunicam por meio da fala. Tem por objetivo permitir que o sujeito se comunique em contextos variados e pode facilitar o desenvolvimento da comunicação oral, com a aquisição de conceitos e estruturas da linguagem (Von Tetzchner e Martinsen, 2000).

A compreensão verbal na população com NCC tem sido objeto de preocupação dos pesquisadores, os quais afirmam que ela desempenha um papel fundamental no desenvolvimento inicial da linguagem. A compreensão de palavras (e, mais tarde, de frases) pode se desenvolver mesmo que a criança não fale (Sevcik, 2006) e, muitas vezes, excede as habilidades expressivas em crianças e adolescentes com graves deficiências de fala (Bishop, Brown e Robson, 1990).

Estudos mais recentes demonstraram que as capacidades de linguagem receptiva em crianças que não falam podem desenvolver-se ao mesmo ritmo que nos pares com desenvolvimento típico (Geytenbeek *et al.*, 2015a; Stadskleiv *et al.*, 2018).

Como não existe uma correspondência direta entre as habilidades de linguagem receptiva e expressiva de crianças com graves deficiências motoras e de fala, é necessária uma avaliação da compreensão da linguagem para planejar intervenções, incluindo encontrar a solução de CAA que melhor se adapte às necessidades da criança, visto que isso determinará como a família, os cuidadores, os professores e outras pessoas interagem com ela.

Portanto, avaliar a compreensão oral de pessoas com NCC é um desafio. Deliberato e Gonçalves (2022) nos colocam novamente diante das relações entre compreensão e expressão, na medida em que uma avaliação precisa da compreensão depende de como a forma de expressão desse sujeito está organizada. Assim, a compreensão deve ser avaliada o mais cedo possível — e com instrumentos adequados, para que não se corra o risco de subestimar o desempenho de crianças com NCC, o que levaria a uma subestimulação, com efeitos negativos para seu desenvolvimento cognitivo e linguístico.

Existem testes de compreensão de linguagem que requerem apenas habilidades motoras mínimas, como o Peabody Picture Vocabulary Test (PPVT) (Dunn e Dunn, 1997) e o Teste de Recepção de Gramática (TROG, na sigla em inglês) (Bishop, 2009); contudo, esses instrumentos incluem a compreensão de vocabulário ou a compreensão da gramática — mas não ambas. Assim, há necessidade de uma medida de linguagem receptiva que cubra os anos pré-escolares, inclua a avaliação do vocabulário e da gramática, exija apenas apontar como modo de resposta e seja adequada para crianças com deficiências motoras.

Além disso, muitos desses testes são concebidos para crianças com desenvolvimento típico e requerem que elas respondam verbalmente, apontem o dedo para imagens/objetos ou manipulem pequenos objetos (Yin *et al.*, 2013). Tais modos de resposta não são viáveis quando se trata de crianças com graves deficiências motoras e de fala. Ainda são escassos os instrumentos para avaliar a compreensão de crianças com NCC e, portanto, há a necessidade de usar formas diferenciadas para avaliar de maneira confiável as habilidades de compreensão desse grupo (Binger e Light, 2008).

A falta de testes padronizados adequados a essa população pode ter sérias consequências, pois as intervenções podem se basear em avaliações que não correspondem ao conhecimento das habilidades específicas daquele sujeito. Apesar dos desafios, é possível avaliar a cognição e a linguagem em crianças com graves deficiências motoras e de fala, por exemplo, substituindo modos de resposta padrão por opções mais acessíveis. Em testes de múltipla escolha que exigem apontar o dedo como modo de resposta, formas alternativas de apontar podem ser uma adaptação confiável. Não foi demonstrado que o uso de diferentes modalidades de resposta influencie os resultados dos testes em crianças com desenvolvimento típico (Kurmanaviciute e Stadskleiv, 2017; Spillane, Ross e Vasa, 1996). Entretanto, a pesquisa sobre modos de resposta alternativos e seus efeitos potenciais nos resultados dos testes é escassa, com amostras pequenas, e inclui apenas alguns estudos onde foi utilizado equipamento *eye gaze* computadorizado (Kurmanaviciute, Stadskleiv e Visser, 2017). Em crianças com desenvolvimento típico, foi encontrada uma relação entre conectividade neural e exposição à experiência de conversação adulto-criança (Romeo *et al.*, 2018). Partindo dessa perspectiva e considerando que a neuroplasticidade diminui com a idade, é importante que as intervenções sejam implementadas o mais cedo possível (Herskind, Greisen e Nielsen, 2015). A intervenção precoce pode não só promover o desenvolvimento e a aprendizagem como também levar a um aumento da atividade e da participação e prevenir o desenvolvimento de deficiências secundárias (Barker *et al.*, 2019; Novak *et al.*, 2017).

Um teste de compreensão linguística deve contemplar desde crianças muito pequenas ou com níveis de compreensão mais baixos até crianças mais velhas ou com alto funcionamento. Tendo em conta a importância da intervenção precoce e do acompanhamento de tal intervenção, a faixa etária deve abarcar os anos pré-escolares (ou seja, desde a compreensão das primeiras palavras faladas até a compreensão de estruturas de frases complexas), e o teste deve, portanto, incluir avaliações de palavras isoladas (vocabulário) e sentenças (gramática).

Tendo em mente a acessibilidade, foi realizado um estudo sobre um instrumento baseado em computador para avaliação de linguagem, o C-BiLLT (Geytenbeek *et al.*, 2014). Trata-se de um teste com perguntas (ou itens) que podem ser respondidas de diferentes modos: com gestos (apontar ou tocar uma tela), olhar fixo, *eye gaze*, digitalização assistida por parceiro ou digitalização com acionadores. O teste foi desenvolvido na Holanda, normatizado para as faixas etárias de 1 ano e meio a 7 anos, e está disponível desde 2014.

A avaliação de um grupo de crianças com paralisia cerebral grave e NCC mostrou que as anomalias cerebrais da substância branca eram os fatores explicativos mais importantes para a má compreensão da linguagem (Geytenbeek *et al.*, 2015b) e que o desenvolvimento da compreensão de frases estava atrasado, e não desviante, nas crianças não falantes com paralisia cerebral grave (Geytenbeek *et al.*, 2015a). Foi demonstrado que o C-BiLLT holandês captura a grande variedade individual de compreensão da linguagem encontrada entre crianças sem fala (Geytenbeek *et al.*, 2015a).

A configuração experimental do C-BiLLT permitiu que até mesmo as crianças com deficiência mais grave com paralisia cerebral respondessem de forma confiável e inequívoca às tarefas. Como muitas crianças com paralisia grave são incapazes de manipular objetos ou apontar figuras, na avaliação padrão da linguagem, o investigador deve confiar em uma resposta alternativa à pergunta e interpretar as respostas. Uma das vantagens do C-BiLLT é que ele permite que crianças com deficiências físicas graves utilizem seu método de resposta preferido, o que permite respostas independentes, sem qualquer influência ou interferência do investigador. Uma segunda vantagem é que as crianças parecem se beneficiar do estabelecimento do seu próprio "tempo de permanência", especialmente aquelas que necessitam de mais tempo antes de poderem realizar as ações motoras necessárias. Uma terceira vantagem é que a configuração experimental apresenta os estímulos visuais com um alto contraste. Resultados similares foram encontrados no estudo norueguês desenvolvido por Fiske *et al.* (2020), que utilizou o mesmo teste (C-BiLLT-Nor).

No Brasil, essa discussão também está presente. Em um estudo sobre análise de vocábulos para a elaboração de pranchas de comunicação suplementar e alternativa para alunos com deficiência, Paura e Deliberato (2011) discutem a utilização de testes ou instrumentos de avaliação padronizados e normatizados em crianças e jovens com deficiência e necessidades complexas de comunicação. De acordo com as autoras, a avaliação pode ser limitada por uma série de fatores, como alterações motoras e deficiências sensoriais, perceptuais, cognitivas e linguísticas. Somam-se a estes outros aspectos, como a variação de tempo para a realização das tarefas e o pressuposto de resposta verbal. Elas salientam a importância de os profissionais da saúde e da educação utilizarem instrumentos adaptados e adequados à especificidade de cada aluno, principalmente quando se trata de pessoas com severo comprometimento motor e da fala. As autoras fazem referência a instrumentos nacionais, como o ABFW — Vocabulário (Befi-Lopes, 2004) e o ADL — Avaliação do Desenvolvimento da Linguagem (Menezes, 2003), e a instrumentos adaptados para a população brasileira, como o Language Developmental Survey (LDS) (Rescorla, 1981), traduzido como Lista de Avaliação do Vocabulário Expressivo (Lave) (Capovilla e Capovilla, 1997); o Teste de Vocabulário em Imagens Peabody (TVIP) (Capovilla e Capovilla, 1997; Capovilla *et al.*, 1997a); e o MacArthur Communicative Development Inventory: words and gestures (Fenson *et al.*,1993), que teve sua lista de vocábulos adaptada (Silva, 2004).

Paura e Deliberato (2011), ao analisar os vocábulos do ABFW — Vocabulário (Befi-Lopes, 2004), concluíram que essa lista de vocábulos poderá ser realizada de diferentes modos: investigar se a criança compreende os vocábulos selecionados, possibilitando que faça inclusões e exclusões na lista (que será usada como recurso de comunicação), ou, ainda, solicitar que a seleção dos vocábulos seja feita pela família e pelo professor. A lista de vocábulos selecionados pode ser considerada um ponto de partida para a avaliação, e os vocábulos podem servir como norteadores para iniciar a CAA.

Um estudo recente de Kruguer *et al.* (2023) discutiu os instrumentos de avaliação capazes de identificar habilidades, potencialidades e fragilidades das pessoas com NCC de ordem neurológica, física, cultural, emocional e/ou intelectual, sensorial e/ou de qualquer transtorno relacionado com a linguagem, bem como de nortear o processo de intervenção para acompanhar a implementação e o uso de símbolos, recursos, estratégias e técnicas aplicadas no contexto da CAA. As autoras apresentam uma relação importante de instrumentos de avaliação utilizados na área da comunicação alternativa e aumentativa nacionais e internacionais, conforme apresentado nos Quadros 1 e 2.

QUADRO 1 — Instrumentos de avaliação internacionais utilizados na área da comunicação suplementar e alternativa

Material	Distribuição	Público-alvo / Objetivos principais
Augmentative & Alternative Communication Profile — A Continuum of Learning. Tracy M. Kovach (2009).	Comercializado	• Pode ser usado para crianças a partir de 2 anos ou para jovens e adultos com NCC.
Functional Communication Profile (Revised). Larry I. Kleiman (2003).	Comercializado	• Pode ser usado a partir dos 3 anos até a idade adulta. • Indicado para indivíduos com transtornos do desenvolvimento ou transtornos adquiridos.
Interaction Checklist for Augmentative Communication (INCH). Susan Oakander Bolton e Sallie E. Dashiell (1991).	Comercializado	• Verificar a presença de habilidades críticas de interação necessárias para uma comunicação eficiente entre usuários de CAA e seus parceiros de comunicação. • Guiar a elaboração de metas e objetivos apropriados para intervenção.
Social networks — A communication inventory for individuals with complex communication needs and their communication partners. (Updated version). Sarah W. Blackstone e Mary Hunt (2012).	Comercializado	• Avaliar e planejar a intervenção de indivíduos com necessidades complexas de comunicação e seus diferentes parceiros de comunicação.
The pragmatics profile of everyday communication skills in children. Hazel Dewart e Susie Summers (1995).	Disponível em: https://tinyurl.com/5ebt7db5.	• Obter informações qualitativas a respeito de como uma criança se comunica na vida diária. • Utilizar duas entrevistas estruturadas, que são realizadas de maneira informal, uma com a mãe ou o pai e a outra com um professor ou outro cuidador. Elas fornecem uma imagem qualitativa dos comportamentos comunicativos típicos da criança. Ambas as entrevistas estão divididas em quatro seções: funções comunicativas, respostas à comunicação, interação e variação contextual da conversação.

The pragmatics profile of everyday communication skills in adults. Hazel Dewart and Susie Summers (1996).	Disponível em: https://tinyurl.com/5e7zzn4n.	• Obter informações qualitativas a respeito de como um adulto se comunica na vida diária. • Utilizar duas entrevistas estruturadas, que são realizadas de maneira informal, uma com um familiar ou cuidador e a outra com o próprio sujeito, caso ele tenha condições de responder.
Protocolo para el análisis de muestras de lenguaje asistida por sistemas de comunicación aumentativa y alternativa. Gloria Soto (2020).	Disponível em: https://tinyurl.com/3c33r7vv. Está sendo traduzido para o português do Brasil.	• Avaliar a complexidade léxico--gramatical da linguagem que é produzida por um indivíduo que faz uso de CSA para se comunicar na língua espanhola e na língua portuguesa. • Proporcionar um marco conceitual para determinar objetivos linguísticos que se adaptem às etapas iniciais do desenvolvimento de linguagem.

Fonte: Adaptado de Kruguer *et al.* (2023).

QUADRO 2 — Instrumentos de avaliação nacionais utilizados na área da comunicação suplementar e alternativa

Material	Distribuição	Objetivos principais
Instrumento de avaliação de linguagem na perspectiva da comunicação suplementar e alternativa — Elaboração e validação de conteúdo. Luciana Maria Galvão Wolff e Maria Claudia Cunha (2018).	Disponível em: https://doi.org/10.1590/2317-6431-2018-2044.	• Avaliar as possibilidades do uso de símbolos gráficos como estratégia de comunicação em crianças com NCC e, assim, promover discussão a respeito dos ajustes necessários em situações conversacionais que podem ser direcionadas a partir de um sistema de CSA para utilização na terapia fonoaudiológica.
Matriz de comunicação — Especial para pais. Charity Rowland [Trad. Miriam Xavier Oliveira] (2011).	Disponível em: https://tinyurl.com/nhzwu8uz.	• Avaliar os dois aspectos principais da comunicação: as razões pelas quais as pessoas se comunicam e os comportamentos usados para se comunicar. • Acomodar qualquer tipo de comportamento comunicativo, incluindo: a) formas aumentativas e alternativas de comunicação (sistemas de imagens, dispositivos eletrônicos, sistemas de reprodução de voz, Braille, linguagem de sons e língua de sinais); e

		b) comunicação pré-simbólica (gestos, movimentos corporais, sons, olhar e expressões faciais).
Protocolo de avaliação de sistemas suplementares ou alternativos de comunicação para crianças portadoras de paralisia cerebral. Anelise Fernandes (1999).	Disponível em: https://tinyurl.com/4xvt968w.	• Avaliar a capacidade motora, linguística e cognitiva de crianças com paralisia cerebral candidatas a CSA. • Engloba as seguintes partes: (1) questionário com perguntas sobre as formas de comunicação da criança; (2) observação de situação lúdica da criança com a mãe, para identificar dados a respeito da comunicação entre elas; (3) avaliação da capacidade motora, para avaliar a manipulação de um sistema de comunicação alternativa; e (4) avaliação das habilidades cognitivas e linguísticas, para identificar a compreensão do mundo e como a comunicação poderá auxiliar e facilitar essa compreensão.
Protocolo de identificação do vocabulário de alunos com deficiência — Comunicadores alternativos. Andréa Carla Paura Martins [Orientadora: Débora Deliberato] (2011).	Disponível em: https://tinyurl.com/3uejdjs7.	• Identificar o vocabulário inicial para implementar os sistemas suplementares e alternativos de comunicação na rotina de crianças e jovens com NCC. • Acompanhar a aquisição e o desenvolvimento do vocabulário de crianças e jovens com NCC durante o processo de intervenção.
Protocolo para identificação de habilidades comunicativas no contexto escolar. Raquel de Paula [Orientadores: Eduardo J. Manzini e Débora Deliberato] (2007).	Disponível em: https://tinyurl.com/38basjpr.	• Avaliar o aluno sob a percepção do professor; analisar o contexto acadêmico, visando colaborar com os conteúdos escolares, e possibilitar que o professor detalhe a habilidade investigada, informando o grau de dificuldade do aluno e o nível de ajuda que ele precisa, além de descrever a rotina escolar de forma detalhada.
Protocolo para identificação de habilidades comunicativas no contexto familiar. Joyce D. Delagracia [Orientadores: Eduardo J. Manzini e Débora Deliberato] (2007).	Disponível em: https://tinyurl.com/3j3va6py.	• Avaliar o indivíduo sob a percepção de seus pais; analisar o contexto familiar; possibilitar que os pais detalhem a habilidade investigada, informando o grau de dificuldade e o nível de ajuda que o filho necessita, e relatar todos os procedimentos utilizados durante seu processo de desenvolvimento, além de descrever a rotina de atividades de forma detalhada.

Fonte: Adaptado de Kruguer *et al.* (2023).

O estudo de Kruguer *et al.* (2023) evidencia que tem aumentado o número de instrumentos de avaliação, ainda que muitas vezes a formação dos profissionais apresente lacunas em relação à CAA.

Interligações entre compreensão e CAA

A avaliação da compreensão oral na CAA não ocorre dissociada da avaliação da CAA em si. Conforme afirmamos anteriormente, a avaliação acurada da compreensão oral em crianças, adolescentes e adultos com NCC é fundamental para que se possa estabelecer um sistema de comunicação adaptado às necessidades do sujeito e, portanto, determinar as possibilidades de expressão desse sujeito e suas possibilidades de interação e comunicação em diferentes contextos com as pessoas com as quais convive.

A prioridade da avaliação da CAA é encontrar um sistema de comunicação que funcione bem para o sujeito com NCC e sua família, garantindo que a CAA leve ao máximo de autonomia. O objetivo da avaliação não é adequar o sujeito a determinado dispositivo ou estratégia de comunicação, mas identificar as estratégias que melhoram os seus pontos fortes para maximizar uma comunicação independente e, em última análise, a sua capacidade de exercer controle sobre o seu mundo.

A avaliação das necessidades de comunicação inclui determinar quando, onde, por que, com quem e sobre o que o indivíduo precisa comunicar. Também é importante identificar oportunidades de comunicação e barreiras de oportunidade. Para que as pessoas com NCC possam aproveitar todos os benefícios da CAA, elas devem ter uma avaliação abrangente.

O fonoaudiólogo, em colaboração com o indivíduo, a família e outros membros da equipe, pode utilizar uma variedade de ferramentas de avaliação para identificar os sistemas de CAA mais adequados para serem testados. A avaliação deve ser dinâmica e incluir uma análise abrangente da linguagem (expressão e compreensão), do nível de alfabetização e das capacidades motoras e sensoriais, bem como das necessidades de participação atuais e futuras em diversos ambientes de comunicação.

A avaliação abrangente da CAA é um fator crítico no sucesso dos serviços prestados aos indivíduos com NCC (Binger *et al.*, 2012; Johnson *et al.*, 2006). Essa avaliação é um processo extenso e em constante mudança, que inclui elementos como comunicação, linguagem, cognição e seleção de tecnologia assistiva apropriada.

Beukelman e Thiessen (2013) propuseram o modelo de participação, considerado um instrumento útil para orientar o processo de avaliação da CAA. Com base nesse modelo, entre outras coisas, o procedimento de avaliação consiste em identificar as oportunidades que um sujeito com NCC tem para se comunicar, bem como quaisquer barreiras que possam impedir uma comunicação bem-sucedida. As barreiras de oportunidades abrangem políticas, práticas e habilidades, conhecimentos e atitudes do interlocutor. Também são avaliadas as habilidades motoras, cognitivas, linguísticas, de alfabetização e sensoriais/perceptuais. A estrutura possibilita que os avaliadores realizem uma análise abrangente para determinar a escolha ideal de métodos que possam permitir que pessoas com NCC se comuniquem e tenham acesso à aprendizagem e à alfabetização. O modelo de participação centra-se em avaliar não só a participação comunicativa da pessoa com NCC, mas também as formas como seus pares comunicam no ambiente em que está inserida — pois isso está ligado às barreiras de oportunidades mencionadas anteriormente. A comunicação é avaliada no contexto da vida e leva em conta tanto a capacidade de a pessoa transmitir seus pensamentos aos outros quanto a capacidade de o parceiro de comunicação receber a mensagem com sucesso.

Considerações finais

Assim, o modelo de participação enfatiza a avaliação e a intervenção centradas nas necessidades de CAA do sujeito e se preocupa em identificar as barreiras que limitam a comunicação e a participação fora de suas competências e habilidades. Incluem-se, aqui, barreiras legais, políticas, escolares, de prestação de serviços e de acesso à informação, entre outras. Não considerar as barreiras ambientais durante o processo de avaliação é um risco para os bons resultados na CAA, pois o contexto de comunicação é fundamental para a seleção de CAA apropriada (Beukelman e Thiessen, 2013; Harding *et al.*, 2011). Outro componente importante do modelo que também tem recebido atenção dos pesquisadores é o período experimental que está incluído no processo de avaliação. Ou seja, o usuário potencial de um dispositivo de CAA deve ter a oportunidade de experimentá-lo antes de adotá-lo. Durante esse período, o fonoaudiólogo deve estabelecer metas de comunicação de curto prazo e educar as pessoas nos ambientes escolar e doméstico (Dodd *et al.*, 2017).

A avaliação e a intervenção são fundamentais para o acesso à língua, à alfabetização e à aprendizagem, porque permitem que as crianças se expressem e fornecem um recurso para que sejam comunicativas e participem ativamente em seu meio (Batorowicz *et al.* 2016).

A alfabetização e o desenvolvimento da linguagem estão interligados. Portanto, para compreender os processos de alfabetização, é necessário identificar os fatores que afetam o desenvolvimento das habilidades linguísticas, levando em consideração as mudanças do indivíduo nos processos cognitivos, perceptivos, físicos e sensoriais (Bailey, Angell e Stoner, 2011). Somente com possibilidades de comunicação autônoma, um direito humano, isso se torna possível.

Referências

Bailey, R. L.; Angell, M. E.; Stoner, J. B. "Improving literacy skills in students with complex communication needs who use augmentative/ alternative communication systems". *Education and Training in Autism and Developmental Disabilities*, v. 46, n. 3, p. 352-368, set. 2011. Disponível em: http://www.jstor.org/stable/23880591. Acesso em: 14 nov. 2024.

Barker, M. R. et al. "Intervention focus moderates the association between initial receptive language and language outcomes for toddlers with developmental delay". *Augmentative and Alternative Communication*, v. 35, n. 4, p. 263-273, 2019. DOI: https://doi.org/10.1080/07434618.2019.1686770.

Batorowicz, B. et al. "Children who use communication aids instructing peer and adult partners during play-based activity". *Augmentative and Alternative Communication*, v. 32, n. 2, p. 105-119, 2016. DOI: https://doi.org/10.3109/07434618.2016.1160150.

Befi-Lopes, D. M. "Vocabulário (Parte B)". In: Andrade, C. R. F. et al. *ABFW — Teste de linguagem infantil nas áreas de fonologia, vocabulário, fluência e pragmática*. Carapicuíba: Pró-Fono, 2004. p. 33-49.

Beukelman, D. R.; Thiessen, A. "Training communication partners of adults who rely on AAC: co-construction of meaning". *Perspectives on Augmentative and Alternative Communication*, v. 22, n. 1, p. 16-20, 2013. DOI: https://doi.org/10.1044/aac22.1.16.

Binger, C.; Light, J. "The morphology and syntax of individuals who use AAC: research review and implications for effective practice". *Augmentative and Alternative Communication*, v. 24, n. 2, p. 123-138, 2008. DOI: https://doi.org/10.1080/07434610701830587.

Binger, C. et al. "Personnel roles in the AAC assessment process". *Augmentative and Alternative Communication*, v. 28, n. 4, 278–288, 2012. DOI: 10.3109/07434618.2012.716079.

Bishop, D. V. "Genes, cognition, and communication: insights from neurodevelopmental disorders". *Annals of the New York Academy of*

Sciences — The Year in Cognitive Neuroscience, v. 1156, n. 1, p. 1-18, 2009. DOI: https://doi.org/10.1111/j.1749-6632.2009.04419.x.

Bishop, D. V.; Brown, B. B.; Robson, J. "The relationship between phoneme discrimination, speech production, and language comprehension in cerebral palsied individuals". *Journal of Speech and Hearing Research*, v. 33, n. 2, p. 210-219, 1990. DOI: https://doi.org/10.1044/jshr.3302.210.

Capovilla, F. C.; Capovilla, A. G. S. "Desenvolvimento linguístico na criança dos dois aos seis anos: tradução e estandardização do Peabody Picture Vocabulary Test de Dunn & Dunn, e da Language Development Survey, de Rescorla". *Ciência Cognitiva — Teoria, Pesquisa e Aplicação*, v. 1, n. 1, p. 353-380, 1997.

Capovilla, F. C. et al. "Desenvolvimento do vocabulário receptivo-auditivo da pré-escola à oitava série: normatização fluminense baseada em aplicação coletiva do Peabody Picture Vocabulary Test". *Ciência Cognitiva — Teoria, Pesquisa e Aplicação*, v. 1, n. 1, p. 381-340, 1997a.

Deliberato, D.; Gonçalves, M. J. "Processos de intervenção de linguagem por meio de comunicação alternativa". In: Azoni, C. A. S. et al. (orgs.). *Tratado de linguagem — Perspectivas contemporâneas*. 2. ed. Ribeirão Preto: Book Toy, 2022. v. 1, p. 299-308.

Dodd, B. et al. "Delayed and disordered development of articulation and phonology between four and seven years". *Child Language Teaching and Therapy*, v. 34, n. 2, p. 1-13, 2017. DOI: https://doi.org/10.1177/0265659017735958.

Dunn, L. M.; Dunn, L. M. *PPVT-III — Peabody picture vocabulary test*. Circle Pines, MN: American Guidance Service, 1997.

Fenson, L. et al. *MacArthur communicative developmental inventories: user's guide and technical manual*. San Diego: Singular Publishing, 1993.

Fiske, S. I. et al. "Assessing language comprehension in motor impaired children needing AAC: validity and reliability of the Norwegian version of the receptive language test C-BiLLT". *Augmentative and Alternative Communication*, v. 36, n. 2, p. 95-106, 2020. DOI: https://doi.org/10.1080/07434618.2020.1786857.

FLETCHER, C. R.; BLOOM, C. P. "Causal reasoning in the comprehension of simple narrative texts". *Journal of Memory and Language,* v. 27, n. 3, p. 235-244, 1988. DOI: https://doi.org/10.1016/0749-596X(88)90052-6.

HARDING et al. "Implementing AAC with children with profound and multiple learning disabilities: a study in rationale underpinning intervention". *Journal of Research in Special Educational Needs*, v. 11, n. 2, p. 120–129, 2011. DOI: https://doi.org/10.1111/j.1471-3802.2010.01184.x.

HERSKIND, A.; GREISEN, G.; NIELSEN, J. B. "Early identification and intervention in cerebral palsy". *Developmental Medicine and Child Neurology*, v. 57, n. 1, p. 29-36, 2015. DOI: https://doi.org/10.1111/dmcn.12531.

GEYTENBEEK, J. J. et al. "Assessing comprehension of spoken language in nonspeaking children with cerebral palsy: application of a newly developed computer-based instrument". *Augmentative and Alternative Communication*, v. 26, n. 2, p. 97-107, 2010. DOI: https://doi.org/10.3109/07434618.2010.482445.

GEYTENBEEK, J. J. et al. "Reliability and validity of the C-BiLLT: a new instrument to assess comprehension of spoken language in young children with cerebral palsy and complex communication needs". *Augmentative and Alternative Communication*, v. 30, n. 3, p. 252-266, 2014. DOI: https://doi.org/10.3109/07434618.2014.924992.

GEYTENBEEK, J. J. et al. "Spoken language comprehension of phrases, simple and compound-active sentences in non-speaking children with severe cerebral palsy". *International Journal of Language & Communication Disorders*, v. 50, n. 4, p. 499-515, 2015a. DOI: https://doi.org/10.1111/1460-6984.12151.

GEYTENBEEK, J. J. et al. "Language comprehension in nonspeaking children with severe cerebral palsy: neuroanatomical substrate?" *European Journal of Paediatric Neurology,* v. 19, n. 5, p. 510-520, 2015b. DOI: https://doi.org/10.1016/j.ejpn.2015.06.001.

GUENTHER, R. K. *Human cognition*. New Jersey: Prentice Hall, 1998.

GURGEL, L. G. et al. "Instrumentos de avaliação da compreensão de linguagem oral em crianças e adolescentes: uma revisão sistemática da literatura". *Revista Neuropsicología Latinoamericana*, v. 2, n. 1, p. 1-10, 2010. Disponível em: http://pepsic.bvsalud.org/scielo.php?script=sci_arttext&pid=S2075-94792010000100002&lng=pt&nrm=iso. Acesso em: 14 nov. 2024.

JOLY, M. C. R. A.; PIOVEZAN, N. M. "Evidências de validade da Bateria Informatizada de Linguagem Oral com prova de raciocínio". *Estudos de Psicologia*, v. 29, n. 4, p. 499-508, dez. 2012. DOI: https://doi.org/10.1590/S0103-166X2012000400005.

JOHNSON et al. "Perspectives of speech language pathologists regarding success versus abandonment of AAC". *Augmentative and Alternative Communication*, v. 22, n. 2, p. 85-99, 2006. DOI: 10.1080/07434610500483588.

KINTSCH, W. "The role of knowledge in discourse comprehension: a construction-integration model". *Psychological Review*, v. 95, n. 2, p. 163-182, 1988. DOI: https://doi.org/10.1037/0033-295X.95.2.163.

KINTSCH, W.; VAN DIJK, T. A. "Toward a model of text comprehension and production". *Psychological Review*, v. 85, n. 5, p. 363-394, 1978.

KRUGUER, S. et al. "Instrumentos de avaliação para uso na comunicação suplementar e alternativa a partir da prática clínica e escolar do fonoaudiólogo". In: DELIBERATO, D.; FERREIRA-DONATI, G. C.; MONTENEGRO, A. C. A. (orgs.). *Fonoaudiologia na comunicação alternativa — Compartilhando saberes*. São Paulo: ABarros, 2023.

KURMANAVICIUTE, R.; STADSKLEIV, K.; VISSER, L. "Assessment of verbal comprehension and non-verbal reasoning when standard response mode is challenging: a comparison of different response modes and an exploration of their clinical usefulness". *Cogent Psychology*, v. 4, n. 1, 2017. DOI: https://doi.org/10.1080/23311908.2016.1275416.

MENEZES, M. L. N. *A construção de um instrumento para avaliação do desenvolvimento da linguagem: idealização, estudo piloto para padronização e validação*. 155 f. Tese (Doutorado) — Instituto Nacional de Saúde da Mulher, da Criança e do Adolescente Fernandes Figueira, Fiocruz, Rio de Janeiro, 2003.

NOVAK, I. et al. "Early, accurate diagnosis and early intervention in cerebral palsy: advances in diagnosis and treatment". *JAMA Pediatrics*, v. 171, n. 9, p. 897-907, 2017. DOI: https://doi.org/10.1001/jamapediatrics.2017.1689.

PAURA, A. C.; DELIBERATO, D. "Análise de vocábulos para a elaboração de pranchas de comunicação suplementar e alternativa para alunos com deficiência". *Revista Educação Especial*, v. 24, n. 41, p. 409-425, 2011. DOI: https://doi.org/10.5902/1984686X3109.

PINKER, S. *The language instinct*. New York: HarperCollins, 1994.

RESCORLA, L. "Category development in early language". *Journal of Child Language*, v. 8, n. 2, p. 225-238, 1981. DOI: https://doi.org/10.1017/S0305000900003160.

ROMEO, R. R. et al. "Language exposure relates to structural neural connectivity in childhood". *The Journal of Neuroscience*, v. 38, n. 36, p. 7870-7877, 2018. DOI: https://doi.org/10.1523/JNEUROSCI.0484-18.2018.

SEVCIK, R. "Comprehension: an overlooked component in augmented language development". *Disability and Rehabilitation*, v. 28, n. 3, p. 159-167, 2006. DOI: https://doi.org/10.1080/09638280500077804.

SILVA, C. T. S. "O desenvolvimento lexical inicial dos oito aos dezesseis meses de idade: um estudo a partir do Inventário MacArthur de Desenvolvimento Comunicativo." *Revista Hyperion*, n. 7, p. 1-12, 2004.

SPILLANE, M. M.; ROSS, K. K.; VASA, S. F. "A comparison of eye-gaze and standard response mode on the PPVT–R". *Psychology in the Schools*, v. 33, n. 4, p. 265-271, 1996. DOI: 10.1002/1520-680719961033.

STADSKLEIV, K. et al. "Neuropsychological profiles of children with cerebral palsy". *Developmental Neurorehabilitation*, v. 21, n. 2, p. 108-120, 2018. DOI: https://doi.org/10.1080/17518423.2017.1282054.

VIGOTSKI, L. S. *A formação social da mente*. São Paulo: Martins Fontes, 1991.

VON TETZCHNER, S.; MARTINSEN, H. *Introdução à Comunicação Aumentativa e Alternativa*. Porto: Porto Editora, 2000.

YIN, F. R., GUPPY, M., JOHNSTON, L. M. "Intelligence assessments for children with cerebral palsy: a systematic review". *Developmental Medicine and Child Neurology*, v. 55, n. 10, p. 911–918, 2013. DOI: https://doi.org/10.1111/dmcn.12157.

7. "Pode ir do meu jeito?": avaliação da compreensão da narrativa infantil

Ana Paula Santana[1]
Sandra Maia-Vasconcelos

AV: Você pode contar pra gente a história?
O que você lembra?
J (5 anos e 9 meses): Pode ir do meu jeito?

Homo narrans!

"Eu começo!" Quem se lembra de ter sido criança um dia e ter dito ou pelo menos ouvido essa frase nas brincadeiras com colegas, seja em torno da mesa, em casa, em torno da professora, na escola, ou no grupo de amigos, na rua? Sempre havia quem quisesse começar a contar histórias ou mesmo a recontar o que ouviu ou viveu. O importante era começar a contar, ser o primeiro. Esses sinais mostravam que aquela criança tinha desejo de compartilhar seus sentimentos e suas experiências de mundo.

A narrativa está presente desde a infância justamente porque ela é constitutiva do ser humano. Somos o *Homo narrans*, termo utilizado por Kurt Ranke, entomologista, e Walter Fischer, jornalista, para atribuir um papel de destaque à narrativa do ser humano (Rabatel, 2016). A narrativa não é apenas uma predisposição para o entretenimento e o lazer em grupos envolvendo

1. Agradeço ao Conselho Nacional de Desenvolvimento Científico e Tecnológico (CNPq) e à Coordenação de Aperfeiçoamento de Pessoal de Nível Superior (Capes) pelo apoio financeiro recebido para a produção desta pesquisa.

adultos e crianças; é uma atividade essencial para o desenvolvimento humano — ela possibilita que o sujeito (re)conte a própria história. Para Motta (2013), narrar é uma prática humana universal, trans-histórica, que perpassa todas as culturas e lugares, independe da época e é expressa em todas as modalidades de linguagem; é o que significa o ser humano. Podemos considerar, ainda, que as narrativas também podem ser concebidas como uma forma de reorganização da experiência pessoal (Delory-Momberger, 2019), autorreflexão, transmissão de valores de uma cultura, estratégias de ensino e aprendizagem (Baeza e Raimondi, 2018). As narrativas estão diretamente relacionadas à nossa cultura. Não é à toa que ouvimos das crianças relatos como este: "Se Chapeuzinho Vermelho tivesse entrado em nossa floresta, certamente não teria chegado à casa da vovó, teria sido devorada por uma jiboia ou uma onça logo na primeira curva da estrada afora".

Na linguística, considera-se que a relação de dependência temporal entre eventos é um aspecto fundamental da estrutura narrativa. Essa relação é marcada principalmente pelo emprego de verbos no pretérito perfeito e por orações que utilizam verbos de ação para indicar como os eventos estão temporalmente conectados. Encontramos, nas narrativas, mecanismos dessa temporalidade (aí, depois, então) e de causalidade (X porque Y), além de marcadores da própria narratividade (Perroni, 1992), como o (im)perfeito lúdico (Maia-Vasconcelos, 2019) — era uma vez, foram felizes para sempre...

No campo da clínica da linguagem, nem sempre crianças (ou mesmo adultos e adolescentes) conseguem narrar. Tais dificuldades são das mais diversas ordens: estrutura coesiva, temporalidade, referenciação, detalhamentos dos personagens, compreensão inferencial, empatia com o sentimento dos personagens, aspectos sintáticos, vocabulário, dentre outros. Todos esses aspectos estão relacionados ao tipo de narrativa, afinal, um relato pessoal pode ser narrado com muitos mais detalhes do que uma história que a criança ouviu, principalmente se ela não gostou da história e se esta não tinha gravuras, o que requer da criança maior atenção auditiva.

Sendo um fenômeno complexo de ser acessado diretamente, a compreensão de um texto só pode ser avaliada pela expressão. Ou seja, a criança precisa interagir de forma gestual, oral, escrita ou de sinais para que se possa avaliar sua compreensão. Este capítulo tem por objetivo discutir sobre a avaliação do ato de narrar. Apresentaremos uma revisão de literatura sobre o tema e finalizaremos com uma análise de narrativa a partir de uma concepção sociointeracionista e sócio-histórica.

Narrar: o começo do começo

A estética narrativa apresenta um desenvolvimento gradual que está relacionado a fatores como idade, nível educacional, distintas interações sociais, letramento familiar e práticas de linguagem (Spinillo, 2001). Quando incentivamos uma criança a ouvir e a se expressar desde cedo, a incitamos a desenvolver habilidades críticas, empatia e capacidade de integração social. Assim, a narrativa, mais que um gênero, é uma ação vital no desenvolvimento humano, pois auxilia as crianças a entenderem a si mesmas e o mundo que as rodeia.

Perroni (1992) explora o desenvolvimento narrativo infantil, ressaltando que crianças começam a narrar experiências pessoais aos 2 anos de idade. Esses relatos incipientes são chamados proto-narrativas, pois ainda apresentam muita dependência do adulto. Por volta dos 3 ou 4 anos, as narrativas tornam-se mais estruturadas e abundantes, porém podem incluir detalhes fictícios. Dos 4 aos 6 anos, as crianças ganham mais independência ao narrar e passam a criar histórias com maior coerência e coesão, sem necessidade de suporte externo. Para tanto, utilizam-se de jogos interativos de maneira dinâmica e convincente e, assim, desenvolvem-se progressivamente como narradoras eficazes.

Entre os 6 e os 10 anos, a troca de experiências é essencial para o desenvolvimento dessa complexidade narrativa (Maia-Vasconcelos, 2022). As crianças fazem associações com suas vivências, o que implica produzir a própria narrativa e compreender as narrativas de seus interlocutores (Trelease, 2013). Nessa idade, a maior parte das crianças vive uma real evolução de habilidades como memória, raciocínio lógico e capacidade de atenção, essenciais para compreender os textos mais complexos que ouvem na escola e nos demais contextos (Brockmeier, 2000).

A compreensão de narrativas por crianças é um processo complexo e depende de fatores como familiaridade com o enredo, vocabulário e habilidades metacognitivas. À medida que crescem, as crianças se tornam mais hábeis em atribuir sentimentos, pensamentos e intenções aos personagens, enquanto as crianças mais novas centram-se mais em explicar eventos e ações, com menos habilidade para análises causais (Stein e Glenn, 1979). Estudos indicam que a compreensão de elementos das histórias, como sentimentos dos personagens, causalidade, planejamento, consequências e previsões, emerge de forma hierárquica entre os 3 e 6 anos, variando conforme o tipo, o tamanho e o enredo da história (Filiatrault-Veilleux *et al.*, 2015). Ainda há necessidade de mais pesquisas, pois a metodologia pode influenciar os resultados.

O fato é que, ao criarem suas próprias histórias, as crianças incorporam as experiências vividas no seu grupo. Lani-Bayle, Passeggi e Vasconcelos (2022), analisando narrativas infantis, perceberam que o modelo de narrativa utilizado pelas crianças se aproximou demasiadamente dos modelos prototípicos aprendidos na escola, ou seja, as crianças buscavam seguir os modelos conhecidos dos livros de historinhas contadas para criar suas próprias histórias, como podemos ver no exemplo a seguir:

> Nessa narrativa, tenho a intenção de fazer você, meu caro leitor, imaginar, o que foram nossas festas juninas no NEI. Na minha escola, as brincadeiras são simples, mas são muito divertidas. A gente brinca de pescaria, corrida de saco, passar o anel e muito mais. Por isso que eu adoro as festas dessa época. [Maria Eduarda, 9 anos] (Lani-Bayle, Passeggi e Vasconcelos, 2022, p. 65)

Vemos, por essa resposta, que a compreensão das crianças segue um padrão mimético da leitura ofertada pelo adulto, inserindo aqui e ali suas próprias habilidades. A "conversa" de Maria Eduarda (9 anos) com o leitor lembra uma imitação de obras literárias, como as machadianas. Por outro lado, vemos a narrativa coloquial, característica da linguagem da criança, em "Por isso que eu adoro..."

Eu não sei se entendi!

Compreender um texto é um processo interativo e dialógico, moldado por fatores ideológicos, culturais e pessoais, em que tanto o avaliador quanto o narrador desempenham papéis ativos na construção do significado. A abordagem sócio-histórica sublinha a necessidade de considerar essas dimensões dinâmicas na interpretação de textos e discursos. A compreensão narrativa de uma criança é, assim, uma aptidão linguageira complexa (Maia-Vasconcelos, 2019) que vai sendo adquirida no decorrer de suas experiências sociais e cognitivas. Compreender não é apenas ter *insights* miraculosos. Há toda uma estrutura se formando em nosso desenvolvimento pessoal.

Avaliar narrativas exige conhecimento de uma série de aspectos linguístico-cognitivos envolvidos, inclusive memória e atenção. Por isso, há protocolos para a avaliação das narrativas que são acompanhados de gravuras, as quais podem ser únicas ou sequenciadas, visando não sobrecarregar a memória de trabalho da criança (Vaz, Lobo e Lousada, 2020).

Um dos testes utilizados internacionalmente é o Test of Narrative Language (TNL), recentemente adaptado para o Brasil como Teste de Linguagem Narrativa (Santos, 2019). O TNL avalia a compreensão narrativa e a narração oral de crianças de 5 a 12 anos usando histórias reais e ficcionais. O teste consiste em seis tarefas e dois subtestes. Para a compreensão narrativa, são feitas perguntas após a apresentação da história em três formatos: sem suporte visual, com sequência de figuras e com uma única figura. As perguntas centram-se na capacidade da criança de compreender e relacionar informações, e cada resposta vale um ponto. Há uma tarefa complementar que solicita da criança a solução para um problema apresentado na história, avaliando sua habilidade de pensar em resoluções coerentes dentro das narrativas propostas.

Nolasco *et al.* (2022) realizaram uma revisão sistemática de literatura acerca de alguns protocolos utilizados para avaliação de narrativas orais com crianças. Eles argumentam que existe uma significativa diversidade nas metodologias avaliativas, o que requer atenção, visto que medidas diversas apresentam distintas sensibilidades em relação às narrativas infantis. Os autores destacam que medidas de avaliação pouco sensíveis podem resultar em pontuações injustas para as crianças, tanto em contextos clínicos quanto escolares. Eles enfatizam que não se deve depender de uma única narrativa ou medida para avaliar completamente as habilidades narrativas de uma criança, e sugerem que abordagens holísticas, que utilizam várias formas de avaliação, são mais eficazes para capturar diferentes aspectos da habilidade narrativa (Nolasco *et al.*, 2022, p. 10-11).

Para além do material a ser utilizado como provocador avaliativo, neste caso, da narrativa a ser considerada como modelo, as principais formas de avaliação envolvem: reconto, perguntas e criação ou continuidade da narrativa. Há, ainda, a possibilidade de solicitar a elaboração de desenhos. Vejamos a seguir algumas possibilidades de análise.

O reconto

O reconto oral pode ser definido como a situação em que se pede à criança que reconte oralmente uma história logo depois de escutá-la. A história apresentada à criança pode ser lida, ouvida de uma gravação ou contada por um adulto, e o reconto pode ser mediado ou não por imagens únicas ou sequenciadas (Rogoski, Nolasco e Flores, 2020). É importante que se analise o "conto", ou seja, a narrativa-modelo, antes de analisar o reconto da criança. Recontar envolve: (a) encontrar a ideia principal; (b) inferir a causa e o efeito das relações entre os eventos; (c) ordenar os eventos em um contexto temporal; (d) fazer inferências das informações para fazer julgamento crítico (algumas vezes).

Ainda não há consenso entre os autores sobre as diferentes metodologias de análise do reconto (Rogoski, Nolasco e Flores, 2020). De forma sumária, podemos citar alguns tipos de análises de reconto:

a) por funções narrativas (descrição do que o texto faz reverberar de eventos difusos e não circunscritos), que podem estar espalhadas por toda a trama (por exemplo, a maldade do lobo na história da Chapeuzinho Vermelho);

b) por blocos de eventos (blocos de conteúdos de narrativas criados com a finalidade de análise) (Brandão e Spinillo, 1998);
c) por sequência de unidades textuais (Stein e Trabasso, 1982);
d) por esquema de narrativas: introdução (aspectos físicos, sociais e temporais da história), plano (ações para uma meta), cenário, personagens, resposta interna (início da ação psicológica do protagonista), complicação, conclusão;
e) por gramática narrativa (Trabasso e Sperry, 1985; Van Dijk, 1978);
f) por cadeias de eventos (Petersen, Gillam e Gillam, 2008).

Para essas metodologias, é preciso analisar cada conto para que se possam estabelecer as categorias de análise. Mas tudo é variável. A depender do tamanho da narrativa, pode haver mais de um plano, ou consequências. A resposta interna dos personagens também pode ir se modificando ao longo da trama (medo, tristeza, alegria). O resultado das análises tem sido descrito em termos quantitativos (anotar número das sequências produzidas), qualitativo (anotar omissão, substituição, acréscimo, inversão e repetição realizadas), ou ainda por níveis hierárquicos (anotar a categoria em que a criança se encontra — nula, aproximada, equivocada, proficiente, ou pontuação de 0 a 4). Esse tipo de análise depende da perspectiva teórica adotada.

Numa perspectiva sócio-histórica, parte-se do pressuposto de que a análise do reconto não pode ser feita da mesma maneira que a análise do conto, pois, a partir do estilo e da construção composicional do narrador, há particularidades na (re)produção das narrativas. Na verdade, o reconto pode ter muitas ou poucas palavras, pode até mesmo subverter a regra canônica da narrativa original sem, contudo, perder sua composição temática. É relevante, no reconto, atentar para a compreensão responsiva ativa do narrador (Bakhtin, 2003).

Afinal, compreender a narrativa *não* significa: seguir a ordem da narrativa original; repetir um número próximo de enunciados em relação ao original; detalhar sentimentos, cenários e personagens; apresentar o mesmo léxico do original; realizar as mesmas inferências do autor.

Compreender significa fazer um diálogo com o outro, construir sentidos a partir do texto, em diálogo com o texto e o contexto. Para além do enredo clássico de contos infantis, o reconto pode ser também de curtas-metragens assistidos (Serafim e Moura, 2023), de histórias em quadrinhos. Pode ser de algo que tenha acontecido com a criança, na forma de relato pessoal, de acordo com os recortes que o narrador pretende fazer para sua narrativa.

Quando se trata de um relato pessoal, o avaliador nada sabe sobre o enredo, que pode até ser fictício. Nesse caso, mais importante que atestar a veracidade do reconto é compreender as marcas de narratividade — analisar como a criança opera a narrativa e a quantidade e qualidade de perguntas continuadoras necessárias para que esse reconto ocorra.

Muitas vezes, aferir sobre a compreensão é também utilizar a mediação. Esta envolve um trabalho a partir do conceito de zona de desenvolvimento proximal (ZDP). Segundo Vigotski (1984), a aprendizagem ocorre de maneira mais eficaz quando a criança é guiada por um adulto ou um par mais apto, dentro de uma faixa de desenvolvimento em que as atividades não podem ser realizadas pela criança sozinha, mas podem ser realizadas com ajuda. Seria um desempenho assistido e partilhado, no qual a interação dialogada permite vislumbrar processos linguísticos que muitas vezes não são vistos se analisarmos apenas o produto ("Não sei contar").

As perguntas

A avaliação de narrativas a partir de perguntas é muito comum, mas não deve ser realizada de forma intuitiva, sem reflexão. Os estudos vêm demonstrando a importância do papel das perguntas na leitura dialogada para a aquisição da linguagem (Guevara, Queiroz e Flores, 2017).

Santana (2023) propõe um conjunto de *perguntas disparadoras* para o trabalho com compreensão de narrativas (Quem? Por quê? Qual? O quê? Quando? Como?). As perguntas envolvem: significação, empatia, subjetividade, previsão, literalidade, inferência. A autora observa que as perguntas não precisam obedecer necessariamente a uma sequência pré-definida, mas devem ser inseridas no diálogo para avaliação:

- *Significação*: tanto palavras não frequentes como palavras frequentes podem ser questionadas com relação ao seu sentido (por exemplo: "O que você acha que é uma trilha?").
- *Empatia:* as perguntas devem levar o leitor a se colocar na perspectiva do personagem (por exemplo: "Se fosse você, você teria medo do lobo?").
- *Previsão:* do texto e de partes da história (por exemplo: "O que você imagina que vai ter nessa história? O que você acha que pode acontecer agora?").
- *Subjetividade:* revela opinião pessoal e aproximação com a vivência da criança (por exemplo: "Qual a parte que você mais gostou da história? Por quê? Você conhece alguma floresta?").
- *Literalidade:* As respostas estão na superficialidade do texto (por exemplo: "O que aconteceu com a personagem X?").
- *Inferência:* informações não explícitas (por exemplo: "Como Chapeuzinho desconfiou que era o lobo?").

Santana e Signor (2024) sugerem que se considerem também as perguntas e os comentários da criança sobre o texto, pois muitas crianças fazem perguntas ou comentam enquanto escutam a história, e isso tende a não ser levado em conta como indícios de compreensão.

Vale salientar que analisar a compreensão a partir de perguntas implica considerar mais especificidades sobre a análise de partes da história, à diferença do reconto, que envolve uma análise mais global, evidenciando a relação entre as partes, a temporalidade. Outro ponto é que as perguntas podem rememorar a história, que às vezes estava "esquecida" pelo ouvinte.

A narrativa criativa

A narrativa pode ser avaliada, ainda, a partir da criatividade e imaginação da criança, que aprende a construir episódios de narratividade. Um desses exemplos é a transcrição transparente didática (TTD), uma proposta de avaliação da produção de texto a partir da recriação narrativa da criança, fundamentada nos estudos de Matêncio (2003) e Dell'Isola (2007). Trata-se, essencialmente, do processo de recriação de uma narrativa a partir de um ou vários textos — orais ou escritos, multimodais, hipertextuais, verbais ou não verbais. Essa proposta de TTD (Maia-Vasconcelos, 2022) favorece um leque muito amplo de gêneros para a criação das histórias. As atividades propostas podem funcionar como desencadeadores de novas narrativas. Podemos citar como exemplos:

a) uma receita/imagem de comida ou de sobremesa: conte uma história ou crie uma música que envolva uma situação de refeição, lanche, piquenique etc.;
b) um convite para uma festa (aniversário, casamento etc.): narre ou crie uma situação divertida, como um *stand-up* ou um *podcast*, com base em um evento que tenha acontecido com você ou com alguém conhecido durante uma festa;
c) uma fantasia: crie uma narrativa dramática, uma peça de teatro ou um *funk* narrativo que conte sobre alguma situação

que envolva uma fantasia, mas que realmente tenha acontecido com você ou com alguém que você conheça de verdade;

d) um clipe, uma notícia de jornal ou um meme: crie um clipe musical a partir de uma notícia de jornal ou de um meme que tenha chamado sua atenção.

Esses são exemplos de estratégias de TTD que objetivam levar as crianças a compreenderem que as narrativas são criações subjetivas, mas também *parjetivas* (Gardien, 2020), ou seja, também nascem das vivências dialogadas dos grupos sociais. Partindo de uma imagem ou de um objeto físico acrescidos de uma questão motivadora, as crianças podem ampliar suas experiências apoiando-se em suas próprias vivências. A transcrição é transparente, pois facilita a transição da criança do estágio não verbal para o verbal, permitindo que, de forma livre e criativa, ela expresse, recrie e compreenda ideias e situações cotidianas.

Esse tipo de estratégia pode elucidar sobre as habilidades da criança para produzir narrativas e também para compreender as diversas possibilidades que se apresentam para a construção do seu papel de narradora.

O que apresentamos até aqui traz, de uma perspectiva sócio-histórica, alguns pontos importantes para refletirmos sobre a avaliação das narrativas infantis. Nesse contexto, devem-se considerar:

a) a historicidade da criança e suas práticas linguageiras;
b) o contexto social da produção das narrativas (para quem se narra, com que finalidade, como se narra, quem é o narrador);
c) o reconhecimento das narrativas em sua heterogeneidade (compostas por diversos gêneros do discurso: narrativas ficcionais, romances, histórias de terror, diários, relatos pessoais e biografias, dentre outros);
d) a análise dialógica, principalmente da mediação;

e) o uso de diferentes formas de análise (reconto, perguntas, desenhos, produção escrita);
f) as relações subjetivas da criança com o tema/narrativa-modelo, que passa sempre pela afetividade.

Portanto, a avaliação das narrativas infantis requer uma abordagem diversificada e sensível, que considere tanto o contexto social e histórico da criança quanto a heterogeneidade dos gêneros discursivos. É crucial adotar múltiplos métodos de análise que engajem as crianças afetivamente, garantindo uma compreensão mais completa e justa de suas habilidades narrativas.

Senta que lá vem a história

Era uma vez uma... O reconto e as perguntas a seguir foram transcritos após a leitura do conto "A Piloti azul", da autora Ana Paula Santana. Nesse conto, que é narrado em forma de verso rimado, uma galinha amarelinha, chamada Piloti, fica doente e, como sequela da doença, fica azul. Após perder sua cor amarelinha, ela é discriminada no galinheiro. O galo Galopé, seu marido, vai embora e a deixa sozinha. Piloti decide ir embora. Encontra um pavão azul que se apaixona por ela. Eles se casam e têm muitos filhinhos azulzinhos.

Devido à brevidade deste capítulo, não descreveremos a história de BE, apenas a sua narrativa. BE tem 5 anos e 6 meses e, após a leitura do texto, o avaliador (AV) solicita que ele faça o reconto, apoiado nas gravuras do livro. Depois disso, eles dialogam sobre o conto.[2]

---

2. Este dado foi retirado do projeto de pesquisa "Avaliação da compreensão: avanços e desafios", coordenado pela profa. dra. Ana Paula Santana (Universidade Federal de Santa Catarina). Como resultado dessa pesquisa, observou-se que crianças a partir de 5 anos e 6 meses têm habilidade de recontar essa narrativa (Santana, 2023).

AV: E aí, o que que tu achou dessa história?

BE: Gostei.

AV: Tu consegue contar pra gente essa história, o que que tu lembra dela?

BE: Assim, depois ela virou azul, ela pensou que ele pintou de pincel essas três galinhas amarela e a gente ficou assim e o pavão ia ajudar e...

AV: Não, peraí, olha só, quem é essa aqui? (apontando para a gravura)

BE: É a galinha, que tá aqui escondida.

AV: A galinha, isso aí, o que que aconteceu com ela? Olha aqui no livrinho.

BE: Essa tem uma galinha aqui ó, e assim, e a galinha que tem uma aqui que sobrou perto.

AV: E esse aqui, quem é?

BE: O galo.

AV: Que que está fazendo, o galo?

BE: Ele está... ele saiu daqui e assim e assim eles pensam que pintou ele mesmo de, de, de pincel azul e assim de encostar no piso com cola quente, esse aqui, te dou amor e assim ele falou pra ela que que achou, quer ver quem ia ajudar a galinha azul e assim ela quer dar um amor, porque ele era azul.

AV: Uhum? Então me conta quem que são os personagens dessa história?

BE: Eu acho que é... eu acho que é essa galinha. Essa galinha, essa galinha e esse, esse galo, esses aqui que é o... e... e... e... e... esse filhotinho.

AV: Uhum, onde que acontece a história? Que lugar que é esse? Onde eles estavam aqui?

BE: Porque estava no galinheiro.

AV: Quem que é Piloti?

BE: Essa aqui.

AV: Hum, por que ela ficou de cama? Aqui ó, por que que ela ficou de cama?

BE: O bico estava laranja e o bico estava lá agora.

AV: Mas o que que aconteceu com ela que ela ficou de cama?

BE: Agora precisa dar de laranja que está aqui, tirar esse óculos está virando Galinha Pintadinha e também acho que não vai virar essa daí que vai uma galinha pintadinha.

AV: Ah, é parecido... E o que que aconteceu com ela depois que ela conseguiu se levantar da cama? Que aqui ela estava na cama, né?

BE: Sim.

AV: Você lembra que ela estava na cama?

BE: É porque ele acordou e queria ir pro galinheiro.

AV: E o que que aconteceu com ela depois que ela levantou da cama?

BE: É, eu acho que assim ela, ela levantou assim o galo foi embora e assim todo mundo correu e ela, ela ficou olhando ela. [...] Todo mundo zoou ela e assim eu acho que o pavão queria ajudar e aqui ela estava chorando que estava zoando.

BE apresentou dificuldades no reconto, mesmo com o apoio das figuras. Aliás, em muitos momentos ele descreve as figuras e não faz uma narrativa ("A galinha que tem uma aqui que sobrou perto"). Seus enunciados são, ainda, sem encadeamento discursivo entre uma cena e outra, com poucas marcas de temporalidade. Sua narrativa apresenta dependência do interlocutor e precisa ser mediada ("O que aconteceu com ela? E esse aqui, quem é?"). É a mediação, aliás, que possibilita à criança deixar à mostra alguns indícios de compreensão (BE: "Ninguém queria ficar perto dela; ela estava chorando que estava zoando"). Com esse enunciado, a criança demonstra que compreendeu que os outros animais se afastaram ao perceber que a galinha ficou azul. O reconto, à primeira vista, parece até mesmo desconexo, como se o sentido estivesse à deriva pela falta de coesão entre eles: "Ele está... ele saiu daqui e assim e assim eles pensam que pintou ele mesmo de, de, de pincel azul e assim de encostar no piso com cola quente, esse aqui, te dou amor e assim ele falou pra ela que que achou, quer ver quem ia ajudar a galinha azul e assim ela quer dar um amor, porque ela era azul". Contudo, ao analisar melhor o intuito discursivo da criança, mesmo sem optar pelas sequências canônicas da narrativa, seu discurso evidencia tentativas de aproximação do sentido: uma galinha que mudou de cor, na sua percepção, só pode ter sido pintada por alguém. Um pavão que quer dar amor para uma galinha azul porque ele era azul. Ou seja, há um sentido que está submerso, mas pode ser trazido à tona com a mediação.

Na dialogia, a partir das perguntas surgem outras possibilidades de significação. Embora BE também apresente dificuldades ao responder às perguntas, outros sentidos são esclarecidos — como uma galinha que, se tirar os óculos, pode até mesmo se transformar em Galinha Pintadinha. Parece que essa criança, em sua dificuldade de compreender a história narrada, passa a propor outro enredo para essa história — um enredo que está cheio de traços vividos na escola, como pincel e cola quente. Revela, também, sua vivência com a história da Galinha Pintadinha, afinal, se ela tem esse nome, talvez tenha sido pintada, não é mesmo? E por que não poderia ser pintada de azul? ("Eles pensam que pintou ele mesmo de, de, de pincel azul e assim de encostar no piso com cola quente").

O episódio que acabamos de descrever evidencia a mediação como ponto crucial para a produção da narrativa da criança, numa coconstrução de sentidos quando ela ainda está em processo de aquisição do discurso narrativo. Evidencia, ainda, as diferentes formas pelas quais a criança relaciona a história com episódios vividos, principalmente quando ela ainda não compreende o enredo da história narrada, e busca, na sua história de vida, enredos que dialoguem com o discurso narrativo proposto.

De outra forma, pode-se ainda avaliar a narrativa solicitando à criança que dê prosseguimento à história. Para isso, é imprescindível que ela tenha compreendido o enredo anterior. Vejamos, no dado a seguir, como DF, de 8 anos, cria sua própria história a partir da "Piloti 1", segundo ele. Quando lhe perguntaram o que ele achou que aconteceu depois, DF narra o que ele chama de "Piloti 2":

DF: O galo foi embora porque ninguém mais queria saber do galo cantando, ele só atrapalhava, então ele decidiu voltar com a galinha Piloti, mas ela não estava mais lá, e o galo falou: "Ah, merda, já perdi a galinha! Era só o que me faltava, mesmo! Aí, o peru falou: "Depois que você foi embora ela se casou com o pavão". Ele falou: "Ele pegou minha namorada? Mas que filha da mãe!" Aí, o galo vai lá e fala com o pavão: "Você roubou minha namorada!" Mas a Piloti foi pro outro galinheiro e ele ficou sabendo, e pensou: "Então, será que eu vou pro galinheiro dela ou eu volto pro galinheiro que eu tava?, disse o galo". O galo falou: "Eu vou já pro galinheiro que a Pitloti está, pra conversar com ela, pra ela voltar comigo". Aí, ele foi lá e a Piloti falou: "Você foi embora porque eu fiquei azul agora você saia do meu galinheiro, quem mandou?" Aí, o galo foi embora.

Na narrativa construída por DF, vemos um encadeamento de uma trama. Ela tem local, tem personagens com sentimentos, inclusive com vozes que se diferenciam da voz do narrador. Aparecem ainda marcadores de narratividade e temporalidade (aí, então...). As relações de causa e efeito, o plano do galo para ter sua amada de volta, a complicação da trama e a conclusão estão descritas nessa narrativa. Cabe aqui destacar a afetividade que extrapola de forma explícita o sentimento do galo ("Ah, merda, já perdi a galinha! Era só o que me faltava, mesmo!"). Aliás, é pela afetividade que memorizamos as cenas de que mais gostamos, ou ainda aquelas que odiamos, das quais tivemos medo, com as quais nos identificamos... A afetividade e as narrativas caminham juntas, e estão relacionadas com a maneira de interpretar e dar interpretatividade ao que ouvimos. DF revela sua responsividade à história. Vemos, assim, que narrar é contar ao outro sobre as diferentes formas pelas quais somos *afetados* pelas mais diferentes histórias que ouvimos, vivenciamos, assistimos ou até mesmo inventamos.

E foram felizes para sempre...

Este capítulo abordou como crianças desenvolvem sua compreensão de narrativas e suas práticas linguageiras em contextos sociais definidos. Examinamos os diferentes modos de construção de narrativas e sua rica heterogeneidade, bem como os distintos protocolos de análise disponíveis.

Consideramos como pontos centrais para a análise metodológica das narrativas: quem narra, para que se narra, sobre o que se narra, com que finalidade se narra e como as narrativas são construídas, enfatizando a necessidade de reconhecer a diversidade de textos narrativos conhecida nessa faixa etária. Encontramos possibilidades de compreensão de gêneros variados — como ficção, terror, relatos pessoais, relatos de grupos —, que revelam a rica heterogeneidade das experiências linguísticas das crianças.

A análise dialógica ressaltou o valor da mediação nas interações narrativas, mostrando que as narrativas coconstruídas em um processo de reconto ou de construção independente são significativamente mais ricas e mais elaboradas, o que atesta uma capacidade mais ampla e multifacetada de criar narrativas por parte das crianças, sobretudo se enraizadas em sua afetividade. O vínculo emocional com as histórias lidas desempenha um papel decisivo em como as crianças se engajam com a leitura, influenciando de maneira significativa sua compreensão e apreciação dos textos.

Concluímos que a avaliação da compreensão das narrativas é um processo complexo e multifacetado que se beneficia de uma abordagem pedagógica múltipla, que não se reduz ao meramente linguístico, uma vez que não basta centrar-se no texto como material a ser decodificado. É necessário que se pense uma abordagem mais holística, formando crianças como leitoras ativas, capazes de interpretar o que veem à sua volta. Essa perspectiva abre espaço para que as crianças pensem criticamente, expressem suas visões de mundo e possam construir finais felizes para sua própria história de vida.

Referências

Baeza, C.; Raimondi, M. J. *Grandir avec la maladie — Esquisses biographiques de portraits d'adolescents malades chroniques*. Paris: Téraèdre, 2018.

Bakhtin, M. *Estética da criação verbal*. 4. ed. São Paulo: Martins Fontes, 2003.

Brandão, A. C. P.; Spinillo, A. G. "Aspectos gerais e específicos na compreensão de textos". *Psicologia: Reflexão e Crítica*, v. 11, n. 2, 1998. DOI: https://doi.org/10.1590/S0102-79721998000200006.

Brockmeier, J. "Autobiographical time". *Narrative Inquiry*, v. 10, n. 1, p. 51-73, 2000. DOI: https://doi.org/10.1075/ni.10.1.03bro.

Dell'Isola, Regina Lúcia Péret. *Retextualização de gêneros escritos*. Rio de Janeiro: Lucerna, 2007.

Delory-Momberger, C. "Biographie / biographique / biographisation". In: ______ (org.). *Vocabulaire des histoires de vie et de la recherche biographique*. Toulouse: Érès, 2019. p. 47-51.

Filiatrault-Veilleux, P. et. al. "Inferential comprehension of 3–6-year-olds within the context of story grammar: a scoping review". *International Journal of Language & Communication Disorders*, v. 50, n. 6, p. 737--749, 2015. DOI: https://doi.org/10.1111/1460-6984.12175.

Gardien, E: "Pairjectivité: des savoirs expérientiels ni objectifs, ni subjectifs". Éducation et socialisation, n. 57, 2020. DOI: https://doi.org/10.4000/edso.12581.

Guevara, V. L. S.; Queiroz, L. R.; Flores, E. P. "Leitura dialógica adaptada para uma criança com transtorno do espectro autista: um estudo preliminar". *Caderno de Pós-Graduação em Distúrbios do Desenvolvimento,* v. 17, n. 1, p. 87-99, 2017. DOI: https://doi.org/10.5935/cadernosdisturbios.v17n1p87-99.

Lani-Bayle, M.; Passeggi, M.; Vasconcelos, S. *Des écoliers racontent leur école — Découvertes, jeux, apprentissages*. Paris: L'Harmattan, 2022.

Matêncio, M. de L. M. *Leitura, produção de textos e a escola — Reflexões sobre o processo de letramento*. Campinas: Mercado de Letras, 2003.

Motta, L. G. *Análise crítica da narrativa*. Brasília: Editora UnB, 2013.

Nolasco, A. C. G. et al. "Avaliação de narrativas orais de crianças: uma revisão de literatura". *Avances en Psicología Latinoamericana,* v. 40, n. 1, p. 1-16, 2022. DOI: https://doi.org/10.12804/revistas.urosario.edu.co/apl/a.8509.

Petersen, D. B.; Gillam, S. L.; Gillam, R. B. "Emerging procedures in narrative assessment". *Topics in Language Disorders*, v. 28, n. 2, p. 115-130, 2008. DOI: https://doi.org/10.1097/01.TLD.0000318933.46925.86.

Perroni, M. C. *Desenvolvimento do discurso narrativo.* Campinas: Martins Fontes, 1992.

Rabatel, A. *Homo narrans — Por uma abordagem enunciativa e interacionista da narrativa. Volume 1 — Pontos de vista e lógica da narração: teoria e análise.* São Paulo: Cortez, 2016.

Rogoski, B. N.; Nolasco, A. C. G.; Flores, E. P. "Unidades funcionais: um novo método para avaliação de narrativas". In: Bolsoni-Silva, A. T. et al. (orgs.). *Comportamento em foco — Análises teóricas, educação e questões sociais*. São Paulo: Editora da Associação Brasileira de Psicologia e Medicina Comportamental, 2020. p. 110-127.

MAIA-VASCONCELOS, S. *ContAção — A história que conta a vida... que conta histórias*. Fortaleza: Eduece, 2019. E-book.

______. *Narrativa de vida — Uma questão de método*. Curitiba: CRV, 2022.

SPINILLO, A. G. "A produção de histórias por crianças: a textualidade em foco". In: CORREA, J; SPINILLO, A. G.; LEITÃO, S. *Desenvolvimento da linguagem — Escrita e textualidade*. Rio de janeiro: Faperj/Nau, 2001. p. 73-116.

SANTANA, A. P. Relatório de Bolsa Produtividade — CNPq processo 311127/2019-3 (2019-2023). *Avaliação da compreensão — Avanços e desafios*, 2023.

SANTANA, A. P.; SIGNOR, R. de C. F. "Instrumento para avaliação dinâmica do vocabulário receptivo de crianças entre 6 e 7 anos de idade". *Revista Brasileira de Linguística Aplicada*, v. 24, n. 2, e34155. DOI: https://doi.org/10.1590/1984-6398202434155.

SANTOS, G. *Adaptação transcultural e evidências de validade do Test of Narrative Language para o português brasileiro*. 125 f. Dissertação (Mestrado) — Programa de Pós-Graduação em Psicologia, Universidade Federal do Rio de Janeiro, 2019.

SERAFIM, M. S.; MOURA, A. C. C. "O gênero textual curta-metragem na sala de aula de língua portuguesa e a formação inicial de professores". In: *Anais do VIII Simelp — VIII Simpósio Mundial de Estudos de Língua Portuguesa*. Edição Especial Híbrida Angola-África. Universidade de São Paulo, 2022. Disponível em: https://www.even3.com.br/anais/simelp2022/. Acesso em: 31 out. 2024.

STEIN, N. L.; GLENN, C. G. "An analysis of story comprehension in elementary school children". In: FREEDLE, R. O. (org.). *Advances in discourse processes. Volume 2 — New directions in discourse processing*. Norwood: Ablex, 1979. p. 53-120.

TRABASSO, T.; SPERRY, L. L. "Causal relatedness and importance of story events". *Journal of Memory and Language*, v. 24, n. 5, p. 595-611, out. 1985. Disponível em: https://eric.ed.gov/?id=EJ323877. Acesso em: 16 jul. 2024.

TRELEASE, J. *The read-aloud handbook*. 7. ed. London: Penguin, 2013.

STEIN, N. L.; TRABASSO, T. "What's in a story: an approach to comprehension and instruction". In: GLASER, R. (org.). *Advances and Instructional Psychology*, v. 2. Hillsdale, NJ: Lawrence Erlbaum Associates, 1982. p. 213-267.

VAN DIJK, T. A. *La ciencia del texto — Un enfoque interdisciplinario*. Barcelona/Buenos Aires: Paidós, 1978.

VAZ, S.; LOBO, M.; LOUSADA, M. "Avaliação de narrativas orais em crianças falantes de português europeu (PE): um teste piloto". *Revista da Associação Portuguesa de Linguística*, n. 7, p. 368-384, 2020. DOI: https://doi.org/10.26334/2183-9077/rapln7ano2020a22.

VIGOTSKI, L. S. *A formação social da mente — O desenvolvimento dos processos psicológicos superiores*. São Paulo: Martins Fontes, 1984.

8. Avaliação da compreensão de metáforas e linguagem figurada

Ana Paula Couceiro Figueira

Embora tenha como função primária ser objeto de comunicação, a linguagem pode tornar-se, também, objeto de reflexão e análise, tornando-se ela própria o foco de atenção deliberada por parte do indivíduo. Essa atividade, denominada consciência metalinguística, é realizada quando o indivíduo usa a linguagem como um objeto cujas características podem ser examinadas a partir de um monitoramento intencional. Isso exige distanciar-se de outros usos da linguagem e aproximar-se da forma em que esta se apresenta. Ao focalizar sua atenção na linguagem, o indivíduo torna-se capaz de analisá-la e manipulá-la (Spinillo, Mota e Correa, 2010).

Quanto à concepção de consciência metalinguística, a maioria dos autores consideram que é a capacidade de refletir e analisar de forma consciente e intencional os componentes estruturais da linguagem. A investigação realizada nas últimas quatro décadas evidencia uma relação entre a consciência metalinguística e a aprendizagem da leitura e da escrita — quer na língua materna, quer em língua estrangeira —, o que reveste a temática de importância para o contexto pedagógico e educacional.

É importante destacar os dois níveis de apreensão cognitiva do objeto linguístico: a consciência metalinguística (*metalinguistic consciousness*) e a consciência linguística (*language awareness*). Para Gombert (1990), a consciência metalinguística é entendida como a capacidade de adotar uma atitude reflexiva sobre a linguagem e suas diferentes formas de manipulação. A fim de distinguir os dois conceitos, pode-se afirmar, com base em Duarte (2008), Barbeiro (1994) e Titone (1988), que a consciência metalinguística indica um conhecimento explícito e mais consciente, que envolve uma capacidade de distanciamento sobre a própria língua. A consciência linguística, por sua vez, está relacionada a uma atividade mais intuitiva e implícita na qual o sujeito utiliza as regras da língua espontaneamente, sem refletir sobre elas. De modo geral, o conceito de competência linguística envolve o conhecimento mais inconsciente do falante sobre as regras de uma língua, já que para falar uma língua não é necessário desenvolver a capacidade de explicar os fatos linguísticos. Essa discussão tem sido apontada há bastante tempo, dada a sua importância para os estudos da linguagem (Gombert, 1986; Barbeiro, 1994).

Cabe observar, ainda, que a consciência linguística e a consciência metalinguística são consideradas imprescindíveis para o processo de aquisição da linguagem oral e escrita. No processo de aprendizagem da leitura, por exemplo, o desenvolvimento da consciência linguística favorece a sua competência, pois permite, de forma implícita e espontânea, o conhecimento de algumas das regras que regem a língua. Por outro lado, o desenvolvimento da consciência metalinguística contribui, de modo mais consciente, para a apreensão desse conhecimento, incluindo a possibilidade de refletir sobre as relações entre a oralidade e a escrita (Barbeiro, 1994).

De forma mais operacionalizada, a consciência metalinguística é, pois, um termo genérico que envolve diferentes tipos de habilidades, tais como: segmentar e manipular a fala nas suas diversas unidades (palavras, sílabas, fonemas); separar as palavras de seus referentes (ou seja, estabelecer diferenças entre significados e significantes); perceber semelhanças sonoras entre palavras; julgar a coerência semântica e sintática de enunciados. O falante reflete sobre os fonemas de modo que, apoiado no contexto, é capaz de ler palavras e atribuir-lhes significados; e, consciente dos morfemas que constituem uma palavra, é capaz de, ao identificar a palavra que a originou (ou o seu radical, por exemplo), fazer generalizações que permitam ler mais palavras do que aquelas com as quais já tem familiaridade. Assim, o falante reconhece as características e funções da linguagem, tem controle sobre os atos de linguagem e os escolhe deliberadamente, além de identificar formas e padrões de modo fundamentado, ou seja, conhece as regras da língua (ou das línguas) e é capaz de descrevê-las.

Quanto às habilidades envolvidas no desenvolvimento da consciência metalinguística, considerando o aspecto segmental da linguagem oral em seus diversos níveis (fonemas, sílabas e palavras) e também os aspetos sintáticos, relativos à estruturação gramatical das frases, podemos ter, consoante os autores, a consciência fonológica, a consciência lexical e a consciência sintática. Ou seja, a consciência metalinguística subdivide-se em diferentes tipos, conforme a classificação de Tunmer, Pratt e Herriman (1984) e de Gombert (1992): consciência fonológica; consciência morfológica; consciência sintática; consciência metatextual e consciência pragmática. Essa classificação leva em conta as instâncias linguísticas que são tomadas pelo indivíduo como foco de sua atenção, a saber: o fonema, a palavra, a sintaxe, o texto e o contexto no qual a linguagem se insere, aspetos que, por razões óbvias, não desenvolveremos neste espaço.

Assim, resumindo, consideramos a consciência (meta)linguística como a capacidade de compreender que a língua não é apenas um instrumento de comunicação, mas também se assume como objeto de estudo, associada à gramática; de compreender a linguagem como uma estrutura com formas e regras. Portanto, a consciência metalinguística pressupõe capacidade reflexiva deliberada. Basicamente, é a compreensão e expressão da compreensão do que é ouvido ou lido.

Dessa forma, podemos falar de consciência metalinguística quando estão reunidas as três condições seguintes: (1) o indivíduo sabe separar o significante do significado e analisar as relações de dependência, semelhança e diferença que ligam os signos uns aos outros, no que concerne à forma e ao conteúdo; (2) é capaz de segmentar os signos linguísticos em sílabas e morfemas relevantes; e (3) sabe diferenciar as características dos signos que pertencem a determinado código e as utilizações individuais e sociais desse código (Figueira e Pinto, 2018).

Quanto à linguagem

Encontramos, na literatura, vários tipos de classificação da linguagem — tudo depende do critério de análise. Assim, talvez possamos falar de *linguagens*, pois há muitas, de vários tipos. Por exemplo, linguagem literal (oral ou escrita), linguagem de todos e para todos, linguagem mais comum, mais frequente e regular e linguagem figurada, figurativa, metafórica, de alguns e para alguns, mas passível de ser de todos e para todos... Digo eu... Dizemos nós... Uma linguagem mais objetiva, literal, denotativa, e uma linguagem mais subjetiva, figurativa, figurada, conotativa, com mais sentidos ou significados.

Consultando o Dicionário Priberam da Língua Portuguesa, temos:

- *conotação* (dependência ou relação que se nota entre duas ou mais coisas): [Linguística] Sentido mais geral que se pode atribuir a um termo abstrato, além da significação própria.[1]

---

1. "Conotação". In: Dicionário Priberam da Língua Portuguesa [on-line], 2008-2024. Disponível em: https://dicionario.priberam.org/conotação. Acesso em: 20 nov. 2024.

- *denotação* (ato de denotar; sinal; indicação): [Linguística] Significado de uma palavra ou expressão mais próximo do seu sentido literal.[2]

De fato, uma coisa é uma coisa, outra coisa é outra coisa, mas uma coisa pode ser mais do que uma coisa. Enfatiza-se o papel das metáforas na formação de conceitos abstratos: elas consistem em compreender e experienciar um tipo de coisa em termos de outra. Nesse tipo de linguagem, a designação não é muito consensual. Outro exemplo de linguagem figurada é a *paráfrase* (explicação prolixa do texto de um livro ou documento; tradução livre e desenvolvida).[3]

Estudos recentes, principalmente as teorias da metáfora conceitual de Lakoff e Johnson (2002), demonstram a importância das metáforas para o desenvolvimento do pensamento e da linguagem. A compreensão e a produção de metáforas são consideradas características necessárias para o desenvolvimento do léxico e para a formação dos conceitos. A polissemia possibilita o enriquecimento do vocabulário de uma língua.

A linguagem figurativa

As figuras de linguagem são expressões não literais, consideradas um tipo de adição à linguagem ordinária, utilizadas estilisticamente para dar um efeito diferenciado, para florear a fala. Podem ser consideradas como mapeamentos que partem de um domínio conceitual (a fonte) para outro domínio conceitual (o

---

2. "Denotação". In: Dicionário Priberam da Língua Portuguesa [on-line], 2008-2024. Disponível em: https://dicionario.priberam.org/denotação. Acesso em: 20 nov. 2024.
3. "Paráfrase". In: Dicionário Priberam da Língua Portuguesa [on-line], 2008--2024. Disponível em: https://dicionario.priberam.org/paráfrase. Acesso em: 20 nov. 2024.

alvo). Esse mapeamento constitui um conjunto de correspondências sistemáticas entre a fonte e o alvo, em que o domínio conceitual denominado "alvo" é aquele que se quer entender ou explicar, e o domínio conceitual denominado "fonte" é aquele utilizado para esse objetivo.

Nesse sentido, entender uma metáfora é entender os mapeamentos sistemáticos entre uma fonte e um alvo. A metáfora não pode ser entendida simplesmente como uma questão de similaridades entre dois domínios conceituais. Se o processo fosse de similaridade, ele seria bidirecional, com um domínio a explicar o outro e vice-versa, e isso não acontece. Uma metáfora conceitual pressupõe dois domínios conceituais, em que um é entendido pelo outro. Assim, entre as linguagens figurativas, temos aquelas — como as metáforas e as personificações, por exemplo — que se caracterizam por se desviarem do significado literal das palavras. Evocam comparações, aumentam a ênfase e apresentam outra forma de dizer ou definir um alvo.

Falar em sentido figurado será o oposto de falar literalmente — que se refere ao real, sem enviesamento de percepções ou representações diversas e possíveis.

Assim, metáforas são comparações diretas entre duas coisas — figuras de retórica em que a significação habitual de uma palavra é substituída por outra, só aplicável por comparação subentendida.

Quanto aos recursos, ferramentas ou materiais de avaliação e ou intervenção/promoção/capacitação

Da nossa autoria, adaptados para o português europeu com base em instrumentos originais em língua italiana, utilizados em muitas outras línguas, com vasta investigação, considerados recursos bastante fiáveis e válidos, temos:

THAMs — Testes de Habilidades Metalinguísticas

Nesta obra, publicada em português europeu (Figueira e Pinto, 2018), são apresentados, de forma integral — incluindo ensaios de respostas que auxiliam a leitura nas diversas narrativas dos participantes —, três recursos de avaliação/intervenção no nível das capacidades metalinguísticas, ferramentas que vão ao encontro de várias habilidades previstas para diferentes idades ou faixas etárias.

O THAM-1 é composto de sete provas, subdivididas em dois grupos: o primeiro tem natureza metalinguística geral (MLG); o segundo avalia capacidades ou habilidades metalinguísticas mais específicas (MLE).

O grupo MLG é composto de cinco provas:

G.1) Correção da ordem das palavras. Esta prova tem nove itens; pede-se à criança que reordene ou reorganize frases em que existem anomalias na colocação de três elementos: (a) o artigo; (b) o verbo; e (c) o advérbio de negação.

G.2) Avaliação da extensão das palavras. Esta prova tem 12 itens; avalia a capacidade para analisar classes de significantes, referentes e significados. Por exemplo: "Neste jogo eu quero que tu me digas se as palavras que eu te digo são longas/compridas ou curtas. Por exemplo: 'comprimento' é uma palavra longa/comprida ou curta? 'Vai' é uma palavra longa ou curta?"

G.3) Segmentação lexical. Esta prova analisa a capacidade para reconhecer e quantificar o número de palavras numa frase. Um exemplo é: "O Pedro agarra a maçã" (cinco palavras).

G.4) Prova de rimas. A prova inclui oito itens que analisam a capacidade de perceber semelhanças fonéticas entre palavras, consideradas independentemente de associações paradigmáticas de significado. Por exemplo: "Eu vou dizer três palavras que ficam bem juntas e que têm o mesmo som final: 'pá, já, lá'. Estas palavras ficam melhor com papá ou com baba?"

G.5) Substituição de palavras. Pede-se às crianças que substituam determinada palavra por outra, numa frase-estímulo, gerando assim uma violação das regras de compatibilidade semântica e morfossintática. Por exemplo: "Neste jogo, queremos que 'maçã' passe a 'rapaz'. Assim, em vez de dizermos 'a maçã está debaixo da árvore', dizemos 'a rapaz está debaixo da árvore'".

O grupo MLE é composto de duas provas:

E.1) Identificação de palavras, letras e números escritos. Permite a análise da capacidade de distinguir ou discriminar sinais/símbolos de natureza ou articulação diferente, como letras, palavras e números. É composta de nove itens. Nos primeiros seis itens, solicita-se que seja identificada, em certas situações, cada palavra e, em outras, a primeira letra de cada palavra. Nos últimos três itens, constituídos exclusivamente de palavras, solicita-se que seja identificada a primeira palavra na frase, criando uma distinção entre o que constitui uma palavra e uma frase.

E.2) Morfologia e função de símbolos escritos. Esta prova avalia a capacidade de reconhecer a legibilidade de símbolos escritos com diferentes características e funções, fora de um contexto preciso. Tem quatro partes: (a) legibilidade de números; (b) legibilidade de artigos; (c) legibilidade de pontuação; e (d) legibilidade de textos.

Quanto ao THAM-2, é composto de seis provas:[4]

1. *Compreensão*. Esta prova inclui seis pares de frases. A primeira frase de cada par (a) estabelece uma relação sintática, que é repetida na segunda frase (b), com algumas variações.

   Item 1.1. A) "A rainha beijou o sapo."
   QL: "Quem foi beijado?" (resposta esperada: "O sapo.")
   QML: "O que faz você ter certeza de que é...?"

   Item 1.1. B) "A rainha foi beijada pelo sapo."
   QL: "Quem foi beijado?" (resposta esperada: "A rainha.")
   QML: "O que faz você ter a certeza de que é...?"

2. *Sinonímia*. Esta prova inclui cinco pares de frases sintaticamente diferentes, sendo que quatro desses pares são sinônimos, variando apenas na sua construção.

   Item 2.4. A) "A senhora e a criança estão de frente uma para a outra."
   Item 2.4. B) "A criança está atrás da senhora."

3. *Aceitabilidade*. Esta prova é composta de 13 itens, que contêm diferentes tipos de frases incorretas. Os primeiros oito itens são caracterizados por anomalias semânticas, devido à violação de regras de compatibilidade lexical, com base nas

4. Ao ler as apresentações sobre as provas, deve-se ter em mente o significado das seguintes siglas: QL = questões linguísticas; QML = questões metalinguísticas; RL = respostas [às questões] linguísticas; RML = respostas [às questões] metalinguísticas. [N. E.]

oposições humano/não humano, animado/inanimado e outros (por exemplo, transitivo/intransitivo).

Item 3. Ba) "A professora estava a ler uma história."
QL: "Pode-se dizer isso?" (resposta esperada: "Sim.")

Item 3. Bb) "A professora estava a ler uma galinha."
QL: "Pode-se dizer isso?" (resposta esperada: "Não.")
QML: "Por que é que não se pode dizer esta frase e se pode dizer a anterior?"

4. *Ambiguidade*. Esta prova é composta de sete itens, divididos em duas partes. Os três primeiros itens constituem a primeira parte e consistem num conjunto de frases que contêm ambiguidades no nível semântico. A segunda parte, constituída de quatro itens, consiste num conjunto de frases que revelam ambiguidades no nível estrutural, sintático.

Item 4.1. B) "As velas foram feitas à mão."
QML: "Portanto, para o primeiro significado que me deu de 'velas', o que significa 'As velas foram feitas à mão?'"
"E para o segundo significado de 'velas'?" (Uma QML pode ser formulada para cada sentido da palavra polissêmica que o sujeito é capaz de dar.)

5. *Função gramatical*. Esta prova é composta de 12 itens; os seis primeiros testam a compreensão das funções gramaticais de sujeito, objeto e predicado/complemento.

Item 5.2. A) "O Jaime partiu o vidro."
QL: "O que foi partido?" (resposta esperada: "O vidro.")
QML: "O que faz você ter certeza disso?"

Os seis itens restantes avaliam a compreensão de certos advérbios (tempo e modalidade/forma) e de certas proposições subordinadas, quer nas posições iniciais, quer nas finais.

Item 5.5. A) "Vou pegar o guarda-chuva, porque vai chover em breve."
QML: "O que faz você ter certeza dessa justificação?"

6. *Segmentação fonêmica*. A prova é constituída de quatro partes e estruturalmente diferente das anteriores. A diferença básica diz respeito ao nível de análise linguística: a frase e suas restrições às relações sintagmáticas desaparecem. O sujeito é convidado a analisar fonemas, sílabas e morfemas lexicais, de acordo com relações paradigmáticas.

6.1. *Semelhanças e diferenças fonológicas nos conjuntos de pares mínimos*. Esta parte da prova requer não só a capacidade de reconhecer fonemas semelhantes e diferentes, presentes nas palavras apresentadas em pares (pares mínimos), mas também a reflexão sobre o sentido das palavras que contêm os fonemas.

Item 6.1.0: "Som-Tom" (uma sílaba); "Bata-Lata" (2 sílabas)

QL: "Em que são similares e em que são diferentes?" (resposta esperada: "O inicial 'S' é diferente do inicial 'T', enquanto a parte similar/igual é o 'om'", ou "O inicial 'B' é diferente do inicial 'L', enquanto a parte similar/igual é o 'ata'; rimam").

QML: "O que é que estas palavras significam?"

RML (resposta dada com o examinador): [Som] "O que soa aos ouvidos; toque"; [Tom] "Cor predominante; força, vigor"; [Bata] "Roupa; veste"; [Lata] "Objeto; utensílio".

6.2. *Divisão métrica silábica*. Esta parte da prova é um exercício fonético-fonológico típico, que não necessita de perguntas ML.

Item 6.2.0: “Criança”
QL: “Quais são as sílabas desta palavra?”
RL: “Cri-an-ça.”
QL: “Quantas sílabas são?”
RL (resposta dada com o examinador): “Três.”

6.3. *Repetição de sons* (identificação de fonemas repetidos dentro de uma palavra). O sujeito é convidado a identificar fonemas, vogais e consoantes, repetidos em cada palavra, de uma lista de seis itens.

Item 6.3.0: “Elementar.”
QL: “Que som é repetido?”
RL: “/e/”
QL: “Quantas vezes?”
RL (resposta dada com o examinador): “Três.”

6.4. *Formação de palavras*. O sujeito é convidado a formar palavras possíveis que podem ser obtidas por meio da combinação de um fonema inicial variável (escolhido a partir de um conjunto de cinco) com um fragmento, fixo, de uma palavra.

Item 6.4.0:

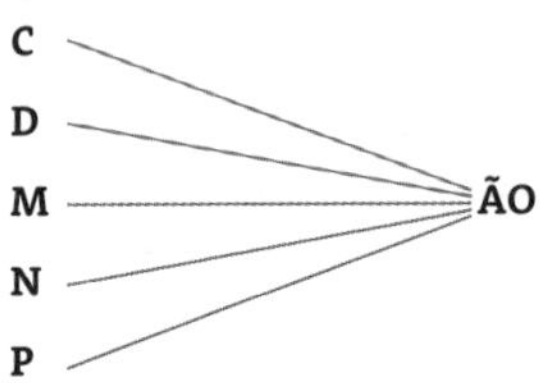

QL: "Forme todas as palavras que conseguir, combinando cada uma das letras com a parte da palavra da direita."

RL (resposta dada com o examinador): "Cão, dão, mão, não, pão."

QML: "Escreva, depois de cada palavra, se é um verbo, um adjetivo, um advérbio, um nome ou um pronome."

RML (resposta dada com o examinador): "Cão (substantivo), dão (verbo conjugado), mão (substantivo), não (advérbio, substantivo), pão (substantivo)."

Por fim, o THAM-3, é composto de três módulos:

1. *Compreensão*. Prova composta de oito itens, cada item constituído por duas frases. Permite avaliar a compreensão das relações qualitativas, temporais, morfológicas e espaçotemporais. Solicita-se ao sujeito que indique se as duas frases que compõem cada item expressam o mesmo tipo de relação ou relações diferentes, justificando sua resposta.

   Por exemplo, no item 1.B.b, "o futuro é já presente" — "o presente contém já o futuro", explicar o *continuum* presente-futuro é, definitivamente, uma questão ou problema filosófico e científico que pode ter uma ou várias soluções, iguais ou diferentes, igualmente válidas, em função das opções do sujeito.

2. *Aceitabilidade*. Prova baseada nas utilizações normativas da linguagem, apoiando-se no conhecimento do sujeito acerca de regras gramaticais e sintáticas que são violadas num breve texto. O sujeito deverá ser capaz de reconhecer os erros (15, ao todo) — de natureza morfossintática (gramaticais e sintáticos) — presentes no texto, corrigir os mesmos e, posteriormente, justificar as correções. Aqui, a dimensão L con-

siste na capacidade de identificar e corrigir esses erros, de modo a obter a solução completa e correta para o problema. Os 15 erros representam os 15 itens. A dimensão ML, por outro lado, consiste na capacidade de justificar cada correção através de um duplo reconhecimento: qual o tipo de regra violada e de que formas a correção se encaixa para o contexto da frase.

3. *Linguagem figurativa*. Prova que pretende analisar a capacidade de compreensão de vários exemplos de linguagem figurativa: metáforas, num sentido estrito, apresentadas como frases individuais, *slogans* publicitários e textos poéticos breves, com um total de seis itens (dois por cada tipologia).

TCMs — Testes de Compreensão de Metáforas

De acordo com Figueira *et al.* (2023a; 2023b), os testes de compreensão de metáforas (TCMs) são dois recursos específicos para análise e intervenção no nível da compreensão de metáforas, para idades distintas: o TCM, para sujeitos de 9 a 14 anos, e o TCM Júnior, para crianças de 4 a 6 anos. Na nossa perspectiva, qualquer um desses recursos pode ser utilizado com amostras de outras faixas etárias, dependendo do grau de conhecimento que o agente educativo tem de seus alvos de intervenção.

O TCM é um instrumento de papel e lápis, composto de 12 itens subdivididos em dois grupos de metáforas, denominadas, de um ponto de vista estrutural, "físico-psicológicas" e "conceituais". A distinção baseia-se em certas características semânticas dos dois componentes principais da metáfora, o "tenor" e o "veículo", T e V, e nas diferentes relações que são estabelecidas entre eles. Nas metáforas físico-psicológicas, os dois termos pertencem a domínios semântico-conceituais diferentes: um é retirado do universo dos seres humanos, enquanto o outro deriva do universo inanimado dos objetos físicos. Um exemplo disso é a frase "O guarda prisional é uma rocha", que, expressa para transmitir uma informação sobre uma qualidade psicológica, estabelece uma ligação entre o domínio físico (rochas duras) e o domínio dos traços psicológicos (obstinada falta de sentimento). Nas metáforas conceituais, contudo, certos conceitos ou ideias estão ligados a um objeto concreto, como no exemplo "A memória é uma peneira", pela qual queremos expressar alguns aspetos funcionais (neste caso, disfuncionais) do processo de memória. Os 12 itens foram construídos e divididos simetricamente em seis itens contendo metáforas físico-psicológicas e seis itens contendo metáforas conceituais.

O TCM Júnior, por sua vez, é um teste de papel e lápis, composto de 25 itens apresentados de forma lúdica, sendo 12 frases e 4 histórias breves (para cada história, existem de três a quatro questões).

Como exemplos, temos:

Frases:

1. A lua é uma lâmpada.
2. A casa tem um chapéu.
3. A árvore do jardim despiu-se.
4. Uma nuvem é uma esponja.
5. As crianças são como balões. / As crianças são como as flores.
6. Os olhos das casas fecham-se à noite.
7. Um pássaro pousa no braço de uma árvore.
8. O meu pai é o médico dos carros/da máquina.
9. O lenço do céu é colorido.
10. As folhas das árvores dançam.
11. Um papagaio de papel é um pássaro.
12. Nas montanhas há chantili, natas. / Há chantili, natas, nas montanhas.

História breve:

"Era uma vez um menino chamado Filipe. Uma manhã, Filipe voou com o seu pai para longe, para o porão da casa. O pai abre a porta do porão e Filipe vê a noite e começa a ter medo. Então decide fugir e foge. O pai diz à mãe: 'O Filipe é um comboio'[5]."

Questões:

a) O que achas que quer dizer "Filipe voou com o seu pai para longe"?
b) O que achas que quer dizer "Filipe vê a noite e começa a ter medo"?
c) O que achas que quer dizer "O Filipe é um comboio"?

O TCM Júnior permite apreender as características típicas do ponto de vista do raciocínio e das competências lexicais da faixa etária visada pela prova.

Na generalidade, e em qualquer situação, cada tarefa é múltipla, requerendo respostas mais de carácter linguístico (L), em que o sujeito deve completar frases ou classificar palavras e respostas abstratas, resolver redundâncias, saber o que fazer, usar frases feitas e completar refrões; e de carácter metalinguístico (ML), de compreensão, em que é convidado a justificar sua resposta e/ou o sentido das frases apresentadas. Ou seja, a dimensão L apela para os conhecimentos implícitos das regras da língua portuguesa e a dimensão ML apela para os conhecimentos explícitos dessas mesmas regras, ao solicitar a justificação da resposta dada pelo sujeito. Enquanto a dimensão L coloca a ênfase sobre a identificação ou não de um problema espe-

5. Uma possível adaptação para o português brasileiro seria: "O Filipe é um foguete". [N. E.]

cífico, no nível da compreensão e da aceitabilidade, a dimensão ML remete à qualidade da justificação quanto à pertinência e à exaustividade (cf., igualmente, Figueira e Pinto, 2018). Assim, os sujeitos são desafiados a dar respostas linguísticas (L), completando as tarefas sugeridas e atribuindo significado(s), e a justificá-las, tentando explicar como chegaram a elas, o que remete a respostas do tipo metalinguístico (ML).

Nesse sentido, podemos ter a cotação das questões linguísticas (L): por cada resposta correta, 1 ponto; por cada resposta incorreta, zero. Ou seja, a codificação dicotômica para a dimensão L — certo (verdadeiro) e errado (falso) — é numericamente traduzida por uma pontuação de 0 ou 1 para cada item e, cumulativamente, calculada para o total das tarefas. Quanto à cotação das questões metalinguísticas (ML), a codificação tricotômica (níveis 0, 1 e 2), de acordo com os níveis qualitativos, definidos com base no grau de elaboração linguística, para a dimensão ML, é traduzida numa pontuação de 0, 1 ou 2 para cada item, cumulativamente, calculada para cada tarefa. Assim, quanto às justificações, as *Orientações gerais* de cotação, o que é mais relevante nessa seção não é tanto a capacidade genérica para compreender o significado global da frase, mas a capacidade metalinguística específica para analisar sua arquitetura interna. Nesse sentido, o que se requer realmente não é uma simples paráfrase, mais ou menos aceitável, e sim uma justificação das razões que relacionam as similaridades e/ou diferenças entre os termos que compõem as frases metafóricas ou figurativas. As respostas mais elaboradas, que forneceram a base para os critérios de codificação expostos a seguir, demonstram claramente uma capacidade para separar os elementos constituintes de cada frase e reconstruí-los utilizando novos termos.

Nível 0 (pré-analítico): Ausência de análise. O sujeito ainda não atingiu a capacidade de analisar a relação entre os índices semânticos e os gramaticais nos itens apresentados. As variantes possíveis neste nível podem ser as seguintes: o sujeito (i) admite que é incapaz de responder; (ii) dá respostas tautológicas ("isso é porque é como ele é", "porque está escrito dessa forma", "porque é compreendido assim", "porque esta é a regra" etc.); (iii) dá respostas semitautológicas que constituem uma reelaboração mínima do item; (iv) mais raramente, dá respostas que são sofisticadamente caricaturadas, por exemplo, utilizando as categorias gramaticais de uma forma completamente errada. Neste nível (0), o sujeito ignora o conflito metalinguístico que lhe é apresentado, ficando em silêncio, repetindo o item no todo ou em parte, dizendo que não sabe ou dando justificações tautológicas do tipo "é assim porque é assim".

Nível 1: Análise pertinente, mas insuficiente. O sujeito utiliza um método de análise rudimentar, isolando, por exemplo, pelo menos uma das pistas semântico-gramaticais, ou reelaborando o conteúdo do item como uma paráfrase pertinente. A capacidade de reconstituir a arquitetura total do estímulo apresentado ainda não está desenvolvida. Os argumentos dados às respostas são insuficientes, parciais, para resolver a ambiguidade que a frase pode conter. Neste nível (1), o sujeito percebe, em parte, o conflito, mas não o resolve por completo; manifesta-se ou esboça-se um início de justificação ou justificação parcial. Podem ser considerados dois tipos de resposta: (i) análise parcial das expressões metafóricas: o sujeito propõe uma expressão comum plausível ou aceitável; (ii) análise completa de apenas uma das expressões, respondendo apenas a uma parte da frase ou expressão.

Nível 2: Análise pertinente e exaustiva/completa. O sujeito utiliza um método sistemático de análise, identificando todos os índices semânticos e gramaticais pertinentes no item. Desse modo, garante uma clarificação completa do problema colocado, que pode ser considerada característica totalmente metalinguística. O sujeito percebe completamente a essência do conflito, equaciona de maneira sistemática os elementos pertinentes do problema colocado e resolve-o com maestria. A justificação das correções é pertinente e completa: o sujeito aplica e integra adequadamente os dois processos de categorização e contextualização.

Podem-se calcular as frequências dos níveis 0 e 1 para L e 0, 1 e 2, para ML, para cada tarefa, independentemente das notas globais por categoria, a fim de identificar melhor a distribuição dos diferentes graus de elaboração linguística.

Considerações finais

Neste capítulo, apresentamos de forma breve os testes para avaliação das habilidades metalinguísticas de crianças e adolescentes. Consideramos que essas habilidades são importantes para o processo de aquisição de linguagem e, dessa forma, podem e devem ser avaliadas para que se possam realizar intervenções para seu desenvolvimento.

Mesmo não existindo dados normativos, por meio das atividades pré-estabelecidas nos testes é possível perceber o nível de compreensão dos indivíduos e até mesmo utilizar esses recursos para promover o desenvolvimento da metalinguagem. Até a data, em qualquer dos países e línguas utilizados, com qualquer tipo e idade dos sujeitos, as tarefas são consideradas muito atrativas e agradáveis e os resultados têm sido muito positivos.

Referências

BARBEIRO, L. F. *Consciência metalinguística e expressão escrita*. Tese (Doutorado) —Universidade do Minho, Braga, 1994.

BRÉDART, S.; RONDAL, J-A. *L'analyse du langage chez l'enfant. — Les activités métalinguistiques*. Bruxelles: Pierre Mardaga, 1982.

Duarte, I. *O conhecimento da língua — Desenvolver a consciência linguística*. Lisboa: Ministério da Educação/DGIDC, 2008. Disponível em: https://area.dge.mec.pt/gramatica/O_conhecimento_da_lingua_desenv_consciencia_linguistica.pdf. Acesso em: 1 nov. 2024.

Figueira, A. P.; Pinto, M. A. *Consciência metalinguística — Teoria, desenvolvimento e instrumentos de avaliação*. Lisboa: Psiclínica, 2018. Disponível em: https://recursos.wook.pt/recurso?&id=17543496. Acesso em: 15 nov. 2024.

Figueira, A. P. et al. *TCM Júnior — Teste de Compreensão de Metáforas (4 aos 6 anos)*. Lisboa: Psiclínica, 2023a. Disponível em: https://www.researchgate.net/publication/379664202_TCM_Junior_-_Teste_de_Compreensao_de_Metaforas_4_aos_6_anos. Acesso em: 15 nov. 2024.

______. *TCM II — Teste de Compreensão de Metáforas (9 aos 14 anos)*. Lisboa: Psiclínica, 2023b. Disponível em: https://www.researchgate.net/publication/379664205_TCM_II_-_Teste_de_Compreensao_de_Metaforas_9_aos_14_anos. Acesso em: 15 nov. 2024.

Gombert, J. E. "Le développement des activités métalinguistiques chez l'enfant". *Études de Linguistique Appliquée*, n. 62, p. 5-25, 1986.

______. *Le développement métalinguistique*. Paris: Presses Universitaires de France, 1990.

______. *Metalinguistic development*. London: Harvester Weatsheaf, 1992.

Lakoff, G.; Johnson, M. *Metáforas da vida cotidiana*. São Paulo: Mercado de Letras, 2002.

Spinillo, A. G.; Mota, M.; Correa, J. "Consciência metalinguística e compreensão". *Educar em Revista*, n. 38, p. 157-171, 2010. Disponível em: http://educa.fcc.org.br/pdf/er/n38/n38a11.pdf. Acesso em: 15 nov. 2024.

Titone, R. "A crucial psycholinguistic prerequisite to reading: children's metalinguitic awareness". *Revista Portuguesa de Educação*, v. 1, n. 1, p. 61-71, 1988.

Tunmer, W. E., Pratt, C.; Herriman, M. L. *Metalinguistic awareness in children — Theory, research and implications*. Berlin: Springer, 1984.

9. Como avaliar a compreensão de linguagem da pessoa idosa sem compreendê-la?

Marcus Vinicius Borges Oliveira
Thalita Cristina Souza Cruz
Larissa Picinato Mazuchelli

Um idoso solicita:
— Alexa, toque um pouco de Mozart.
— A Alexa está na sala, você está falando com uma lata de atum.
Autoria desconhecida

Há, na sociedade de maneira geral, e especificamente na literatura científica que trata do envelhecimento, certa desconfiança sobre os processos de compreensão de pessoas idosas, mesmo nos casos em que não há diagnóstico de patologias relacionadas aos processos cognitivos. Não é incomum, por exemplo, o pressuposto de que pessoas idosas necessitam de *esclarecimentos* sobre determinado assunto, seja pela suposição de que o idoso o desconhece, seja pela crença de que haveria um problema de ordem orgânica que dificultaria a compreensão e demandaria uma mudança na maneira como nos dirigimos a eles. Falar mais alto, mais pausadamente e se ater à articulação das palavras são alguns exemplos típicos das maneiras pelas quais o imaginário da (in)capacidade de compreensão do idoso atravessa as interações, como sugere a epígrafe que abre este capítulo.

Por outro lado, há também um imaginário sobre os modos como os idosos se comunicam. Ainda prevalece a crença, por exemplo, de que as pessoas idosas utilizam, majoritariamente, um "léxico ultrapassado" e apresentam uma "tendência natural de se tornarem contadores de história" (Preti, 1991, p. 40). Como argumenta Novaes-Pinto (2008, p. 19), o que se percebe no envelhecimento é que características da linguagem desses sujeitos "passam a ser também recusadas ou tidas até como sintomas de uma patologia", uma vez que eles perdem seu status social ao serem identificados como idosos.

As interações verbais como pessoas idosas são fundamentalmente operadas pelo idadismo,[1] aqui compreendido como o fenômeno que promove a criação de estereótipos, sustenta práticas discriminatórias autodirigidas, interpessoais e institucionais e se entrelaça a outros marcadores sociais, aprofundando suas violências (Butler, 1969; Mazuchelli e Oliveira, 2023; Oliveira *et al.*, 2023; WHO, 2021). O entendimento desse processo complexo, ainda pouco investigado de maneira sistemática, e seu entrelaçamento com os processos de compreensão da linguagem na clínica fonoaudiológica são o que motiva a escrita deste capítulo.

Ao nos debruçarmos sobre a compreensão no processo de envelhecimento, tema deste capítulo, também nos fundamentamos no posicionamento de crítica à dicotomia de modelos linguísticos e cognitivos que separam aspectos ligados à produção e à compreensão, uma vez que entendemos o funcionamento da linguagem e do cérebro de maneira integrada, como apontam os trabalhos desenvolvidos no campo da neurolinguística enunciativo-discursiva (Novaes-Pinto, 1999, 2012a, 2012b; Fugiwara, 2013), ao qual nos filiamos.

Considerando a reflexão crítica realizada por Fugiwara e Novaes-Pinto (2013) sobre compreensão e testes metalinguísti-

---

1. Uma das possíveis traduções do termo "ageism", cunhado por Robert Butler na década de 1960.

cos, rejeitamos as tentativas de tratar a compreensão como uma "habilidade isolada" que poderia ser avaliada sem considerar, por exemplo, a trajetória dos sujeitos avaliados. Nesse sentido, defendemos que estudos interessados por questões relativas aos processos de produção e compreensão da linguagem devem partir de sua indissociabilidade, e que somente de uma perspectiva dialógica podemos vislumbrar os movimentos de produção e compreensão de sentidos.

Sendo assim, iniciaremos o capítulo discutindo sobre as múltiplas representações da velhice e como o idadismo se apresenta na suposta falta de compreensão da linguagem inerente às pessoas idosas. Em seguida, apresentaremos uma reflexão sobre o estudo da compreensão com base nos trabalhos de Luria, em que retomamos o conceito de sistema funcional complexo, que aponta para o funcionamento integrado das diferentes áreas cerebrais. Por fim, partindo desse referencial teórico — e de uma perspectiva dialógica da linguagem, que fundamenta nossa prática —, apresentamos uma análise da compreensão como um elemento ativo, da "língua viva" (Volóchinov, 2018), retomando, para tanto, o conceito de *compreensão responsiva* desenvolvido por Bakhtin (2016)[2] e indicando outros caminhos de avaliação que considerem a complexidade do processo de compreensão da linguagem.

Envelhecimento, idadismo e compreensão de linguagem

Em um comercial da Lenovo (2018),[3] uma mulher idosa, usando óculos fundo de garrafa, chinelos, vestido e avental, corta le-

2. Em nossos trabalhos, as ideias desenvolvidas pelo Círculo de Bakhtin são fundamentais. No entanto, para este livro, considerando o capítulo que aborda suas contribuições para o estudo da compreensão da linguagem, não aprofundaremos essa discussão.

3. Disponível em: https://www.youtube.com/watch?v=fS2EI6RtLPU. Acesso em: 21 de abr. 2024.

gumes e carnes em cima do notebook da marca, como se fosse uma tábua de cozinha. Ela o higieniza e depois abre uma massa de pizza usando o computador como assadeira, até que, finalmente, seu neto percebe o problema, liga o computador e, aliviado porque este ainda funciona, aceita uma fatia da pizza. A propaganda, finalizada com um selo de garantia "*grandma proof*", reforça o valor de "robustez" do aparelho por meio do uso indevido — afinal, o notebook suportou o teste de resistência mais difícil de todos, *seu uso por uma mulher idosa*. Com esta e outras propagandas analisadas em seu trabalho, Mazuchelli (2019) destaca como a suposta incompreensão do mundo por parte de pessoas idosas é utilizada para sustentar a apreciação dos produtos comercializados.

Representações negativas e estereotipadas como estas são bastante frequentes, ainda que o Brasil, seguindo uma tendência mundial, esteja se tornado um país demograficamente mais velho — como revela o aumento de 56% em relação ao censo de 2010 no número de pessoas idosas (32.113.490, 15,6% da população, segundo dados do censo de 2022) (Gomes e Britto, 2023) —, o que nos levaria a esperar um avanço positivo na maneira como as pessoas idosas são representadas em propagandas e produções culturais.

Contudo, o aumento demográfico não vem se traduzindo em uma mudança sistemática na maneira como os idosos são tratados e representados. Além disso, a diversidade dessa população, formada majoritariamente por mulheres, e composta de pessoas de estratos sociais, geográficos, étnicos e culturais variados, também parece não ser levada em conta. Há grandes distanciamentos, por exemplo, entre o envelhecimento representado em propagandas direcionadas para os idosos com poder de compra, ou mesmo em comerciais direcionados à população geral e que utilizam idosos em sua narrativa, como discutido anteriormente, e o envelhecimento de quilombolas e indígenas. O que se observa, ainda, de maneira geral, é uma tendência de representação estereotípica, negativa e biologizante, ao contrário do que defendem ativistas e especialistas na área, como Debert (1998, p. 8):

> Da perspectiva antropológica, mas também do ponto de vista da pesquisa histórica, trata-se de ressaltar, em primeiro lugar, que as representações sobre a velhice, a idade a partir da qual os indivíduos são considerados velhos, a posição social dos velhos e o tratamento que lhes é dado pelos mais jovens ganham significados particulares em contextos históricos, sociais e culturais distintos.

O estudo do envelhecimento demanda, portanto, a premissa de sua diversidade. Contudo, o que observamos é o apagamento dessa diversidade entrelaçado a uma suposta "naturalidade" do corpo que envelhece, pautada pela perspectiva biomédica que não encontra no envelhecimento muito mais do que perdas e faltas.

No âmbito da avaliação de linguagem, essa perspectiva tem demarcado, por meio de testes e protocolos universalizantes, déficits que situam o normal e o patológico. No entanto, não há, para a linguagem, *uma média* ou *um parâmetro* que reflita uma norma, objetiva e absoluta, a partir da qual todo o resto pode ser considerado patológico. De acordo com Canguilhem (1978), condições diferentes fazem surgir normas diferentes. Isso diz respeito tanto às condições impostas pela vida quanto pelo próprio envelhecer.

Assim, em um país que envelhece, nos preocupa que a população idosa ainda seja representada, por um lado, de maneira homogênea, e, por outro, a partir de um cognitivismo dissociado da vida; ou seja, como pessoas que, *por serem idosas*, têm *naturalmente* problemas de compreensão. Subjacente a esse entendimento de envelhecimento e a esses estereótipos, que aparecem em figuras típicas da televisão brasileira (como a "velha surda da praça"), nos memes que circularam durante a pandemia, nas propagandas e nos discursos impregnados nas redes sociais, está o preconceito etário. Esse fenômeno, embora não se restrinja à pessoa idosa, promove a criação de estereótipos e discriminação a partir da propagação de discursos com base na idade e se apresenta tanto na esfera institucional quanto nas esferas inter e intrapessoal (WHO, 2021).

Para aproximar esta reflexão sobre idadismo às questões de compreensão e linguagem, tomemos como exemplo uma atividade realizada pelo Observatório do Idadismo, projeto de extensão que se dedica a compreender e combater o preconceito relacionado à idade, principalmente em relação à velhice, coordenado por dois autores deste texto.[4]

Em um encontro realizado em 2023 na cidade de Salvador com um grupo de idosas, o Observatório do Idadismo propôs uma dinâmica em que as participantes deveriam avaliar os sentidos de enunciados diversos sobre envelhecimento, previamente selecionados pelos membros do projeto.

Ao conversarmos sobre o enunciado "Ela está tão linda, nem parece a idade que tem", algumas idosas o avaliaram como um comentário elogioso, enquanto outras o compreenderam como enaltecendo a juventude e associando essa fase da vida à "única" possibilidade de reconhecimento de beleza. A resposta desse segundo grupo, elaborada na forma de questionamento ("Não

---

4. O Observatório do Idadismo é um projeto de extensão interinstitucional da Universidade Federal da Bahia e da Universidade Federal de Uberlândia. Para conhecer, acesse: https://linktr.ee/observatoriodoidadismo.

posso ser linda com a idade que eu tenho?"), nos sugere um posicionamento crítico e uma compreensão aguçada sobre o idadismo velado como elogio.

Em um segundo momento, o enunciado "Adoro ficar com os meus netos, me sinto bem com eles" foi apresentado na roda de conversa. Esse exemplo havia sido incluído, na concepção dos membros do observatório, ainda que não de forma absoluta, como um enunciado possivelmente positivo sobre o envelhecimento. No entanto, uma das mulheres idosas disse: "É bom, mas também é extenuante". Outras disseram ainda: "É bom quando não é uma obrigação" e "Agora já não posso mais ficar sozinha em casa". Nessa interação, percebe-se que o enunciado, pensado inicialmente para elucidar aspectos positivos do envelhecimento, abriu espaço para um diálogo complexo e atual sobre os responsáveis que delegam a criação de filhos para as avós, uma questão concretamente vivenciada pelo grupo de idosas, que se desdobrou na complexidade daqueles que precisam trabalhar, em situação precária, mas não têm com quem deixar as crianças, e até nos abusos da paciência e boa vontade dessas idosas, que muitas vezes se viram obrigadas a cuidar desses familiares.

O relato breve desse encontro, além de visibilizar a máxima bakhtiniana de que toda compreensão é prenhe de resposta (Bakhtin, 2016), nos mostra os problemas da compreensão da linguagem quando tomada como uma "entidade isolada". O exemplo, ainda que breve, nos mostra a necessidade de perceber que *a compreensão se dá de maneira dialógica*, ou seja, em relação com outros enunciados e sujeitos; tanto imediatamente, na situação da interação verbal, quanto historicamente. Nesse sentido, para Bakhtin (2016), toda compreensão é responsiva, já que é uma resposta e um elo numa cadeia de enunciados, como elabora Ponzio (2010, p. 54):

> [...] o destinatário da palavra tem uma posição de quem responde de forma ativa; e essa posição responsiva, seu acordo ou desacordo, totalmente ou em parte, estão em jogo desde o início do encontro de palavras, às vezes, literalmente, desde a primeira palavra do falante. Deste modo, cada enunciação viva, mesmo aquela de quem começa a falar, tem um caráter de resposta ativa e cada compreensão é, por sua vez, uma resposta, antes mesmo que o ouvinte "tome a palavra".

A seguir, aprofundaremos a discussão sobre a natureza complexa da compreensão da linguagem a partir dos estudos de A. R. Luria, em que se pode perceber a importância do funcionamento integrado das funções psicológicas superiores no estudo das relações entre linguagem e cérebro, histórica e culturalmente situadas.

A compreensão da linguagem na perspectiva luriana

A história dos estudos neurológicos da linguagem tem como marco fundamental a descoberta de áreas do cérebro responsáveis pela expressão ("imagem motora da fala", conhecida como área de Broca) e pela compreensão ("imagem sensorial da fala", conhecida como área de Wernicke) da linguagem. Essa tendência localizacionista dos estudos afasiológicos influenciou a própria compreensão dos processos linguístico-cognitivos nas afasias, contribuindo para o fortalecimento de denominações dicotômicas, tais como afasias de compreensão/produção, fluentes/não fluentes, de Broca/de Wernick.

Contrária a essa tradição está a defesa de um funcionamento solidário entre todas as regiões do cérebro. Fundamentados nos princípios de Vigotski, os estudos de Luria (1973, 1981) com sobreviventes de lesões cerebrais sugerem que as funções psicológicas superiores — linguagem, memória, percepção, formação de conceitos e emoções, dentre outras — "não estão 'localizadas' em estreitas e circunscritas áreas do cérebro, mas ocorrem por meio da participação de grupos de estruturas cerebrais operando em conjunto" (Luria, 1981, p. 27), além de serem complexas, de natureza dialética e hierarquicamente organizadas.

Em linhas gerais, de acordo com Luria, o cérebro é organizado em cinco grandes regiões — subcorticais, frontais, parietais, occipitais e temporais — divididas em três unidades funcionais que atuam em conjunto na realização das atividades mentais, seja na regulação do tono cortical, da vigília e da seleção de estímulos (unidade I, que envolve estruturas que se localizam no subcórtex e no tronco cerebral), na programação, regulação e verificação das atividades (unidade III, que envolve regiões laterais do neocórtex, sobre a superfície convexa dos hemisférios, ocupando a região anterior do cérebro que consiste nos lóbulos frontais) ou, mais diretamente, na recepção, síntese e registro de informações ambientais (unidade II, que envolve estruturas das regiões laterais do neocórtex, ocupando a região posterior das superfícies laterais, e consiste nos lóbulos occipital, temporal e parietal).

Uma das consequências desse modo de compreender o funcionamento e organização do cérebro é a ideia de que o comprometimento de uma região implicará na alteração do sistema como um todo, o que também explica muitas das variações individuais, seja na normalidade ou nos contextos patológicos.

Quando nos voltamos, portanto, ao processo de compreensão, precisamos notar que, embora a unidade II desempenhe um papel central de recepção, síntese e registro de informações do ambiente, não devemos prescindir das demais unidades funcionais e regiões cerebrais. A título de exemplificação, pensemos como prejuízos na capacidade de vigília (cansaço e noites maldormidas, por exemplo), relacionada à unidade I, podem interferir nos processos ligados à unidade II.

Vale destacar, ainda, como explica Luria (1981), que o sistema da unidade II, organizado em três áreas, é responsável por distinguir estímulos visuais, auditivos e táteis (área primária), sintetizar as informações sensoriais recebidas (área secundária) e integrar, de maneira indissociável, informações qualitativamente diferentes em atividades (área terciária), como encontrar um caminho, usar um mapa, entender estruturas gramaticais e realizar operações aritméticas. Nota-se, assim, como afirma Luria (1991, p. 60), que as estruturas da unidade II "são responsáveis pelo funcionamento coordenado dos vários analisadores e pela produção de esquemas supra modais (simbólicos), a base de formas complexas de atividade gnóstica", como a compreensão.

Além de tratar do funcionamento cerebral, Luria contrapõe, ainda, teorias que centralizam a compreensão no domínio de regras gramaticais e no conjunto de representações da língua a teorias que postulam que toda compreensão se guia pelo *sentido geral* dos enunciados. Sobre este, Luria (2001, p. 174) afirma:

> Estes autores mostraram que o processo de compreensão da comunicação (expressa, por exemplo, em um texto determinado) possui um caráter complexo e, para compreendê-lo, são necessários diferentes processos, parte dos quais estão ligados à percepção dos significados das palavras e parte à decodificação das regras sintáticas de sua combinação. Já nas primeiras etapas da percepção da comunicação, surgem hipóteses ou suposições (pressuposições) sobre o sentido da comunicação; portanto, para o processo de compreensão, é central a *busca* de sentido, que conduz à *escolha* de alguma das alternativas sugeridas.

Dessa forma, ainda que admita uma sucessão linear de compreensão — da palavra ao texto —, Luria reafirma que isso não significa que a compreensão de um texto siga, de fato, uma ordem definida, não podendo ser compreendida como uma cadeia unidirecional de processos psíquicos. Há, nesse processo complexo de compreensão, a *busca* por sentidos, motivos e subtextos, como na oração "Uma carruagem, deem-me uma carruagem", que pode se referir tanto a um pedido de um meio de locomoção, em um sentido particular, quanto a algo como "Eu quero romper com a sociedade, não quero ter mais nada em comum com ela" (Luria, 2001, p. 188).

O autor parte do modelo de desenvolvimento de conceitos proposto por Vigotski para discutir a influência de nossa percepção no desenvolvimento da compreensão e da linguagem. Vale notar que, para Vigotski, as palavras são produto das transformações históricas e culturais, o que as torna instrumentos simbólicos para a formulação de abstrações e generalizações que, por sua vez, possibilitam a transfiguração de um processo sensorial em um pensamento complexo.

Essas discussões são fundamentais para pensarmos criticamente os processos de avaliação da compreensão de pessoas idosas, seja em contextos normais ou patológicos. Tomemos um exemplo do estudo realizado por Souza Cruz (2017)[5] com uma das participantes do Centro de Convivência de Afásicos (IEL/Unicamp),[6] TR, auxiliar de enfermagem que se tornou afásica aos 44

---

5. Em sua pesquisa, Souza Cruz (2017) explorou o famoso experimento "Quarto Excluído" (Luria, 1991), para avaliar o processo de categorização de sujeitos com afasia. No experimento de Luria, são apresentados aos sujeitos participantes quatro cartões, cada um contendo uma palavra, que devem ser avaliados pelos participantes para que um elemento seja excluído do grupo. Em seu trabalho, Luria investiga o desenvolvimento da linguagem e sua relação com a vida cotidiana, além dos processos de compreensão e de abstração de conceitos.

6. O Centro de Convivência de Afásicos promove alternativas para as dificuldades enfrentadas pelos sujeitos afásicos, diante do isolamento social que enfrentam após o acometimento neurológico.

anos em consequência de um acidente vascular cerebral (AVC) isquêmico, que provocou uma lesão frontoparietal à esquerda. Além de uma hemiparesia acentuada à direita, a lesão a levou a produzir enunciados caracteristicamente telegráficos, compostos por poucas palavras de classes abertas, raras ocorrências de verbos e grande produção de estereotipias (Lima, 2023).

Na interação com TR, Souza Cruz (2017) apresenta um conjunto contendo as palavras "Mercúrio", "Marte", "Vênus" e "Plutão". Para "resolver" a tarefa, seria necessário excluir do conjunto o último elemento, que não é um planeta. Em sua primeira tentativa, TR exclui a carta "Vênus", o que leva sua interlocutora a repetir o que está escrito na carta, sinalizando a TR que sua resposta não era adequada; TR compreende seu equívoco e retorna a carta à mesa. Percebendo sua confusão com as demais possibilidades e tentando ajudá-la a compreender a categoria em jogo (planetas *versus* não planetas), a interlocutora questiona: "O que eles são, dona TR?". Como resposta a essa intervenção, TR retira a carta "Mercúrio" e faz movimentos como se estivesse passando algo na pele. A interlocutora entende que TR se referia à substância que já foi muito utilizada no Brasil, o mercurocromo, e diz: "tem um remédio que chama Mercúrio..." e TR confirma dizendo: "Isso!"

Em um contexto tradicional de avaliação, as duas soluções encontradas por TR seriam interpretadas como "erros de compreensão". Contudo, em uma perspectiva enunciativo-discursiva, mais do que verificar se houve acerto ou erro na exclusão da categoria, importa analisar *os caminhos percorridos* na construção do sentido.

Quando TR exclui "Vênus" da categoria, mas reconhece, a partir da intervenção de sua interlocutora, que sua resposta não estava adequada, demonstra compreensão da tarefa, embora não identifique a opção esperada. Vale notar que a escolha de

"Vênus" não parece ocorrer de maneira arbitrária, já que também é conhecida como "estrela d'alva" e "estrela da tarde", o que poderia explicar a primeira exclusão.

Em sua segunda tentativa, ao excluir "Mercúrio", por seu homônimo, TR apresenta uma solução que se entrelaça com sua trajetória profissional. Nesse sentido, embora TR "falhe", não é possível afirmar que exista uma "falta" de compressão, uma vez que há o cumprimento da tarefa e que o critério de exclusão utilizado é claro. Vale notar, ainda, que a opção esperada, "Plutão", pressupõe o conhecimento compartilhado sobre avanços na astronomia, já que somente em 2006 deixou de ser considerado o nono planeta do sistema solar. Tendo sido escolarizada antes desse período, não é surpresa a dificuldade de TR de reconhecer que Plutão deveria ser excluído do conjunto.

Esse dado pode ser considerado um exemplo da natureza histórico-cultural do processo de compreensão, entrelaçando história da astronomia, processos de escolarização e trajetórias de vida. E, embora as lesões de TR relacionadas à sua afasia incidam sobre as unidades II e III — responsáveis pela recepção, síntese e registro de informações ambientais e pela programação, regulação e verificação das atividades —, nota-se que, quando em contextos de colaboração, é possível observar os processos de compreensão. Isso reforça a importância do comprometimento com uma construção conjunta do sentido.

Assim, argumentamos em favor de uma avaliação da compreensão que entenda os diferentes caminhos tomados pelos sujeitos na construção do sentido, um processo que é indissociável da nossa relação com o mundo. A compreensão, como processo resultante desse "colocar-se no mundo", também deve ser entendida como uma construção que ocorre de diferentes formas para diferentes sujeitos, o que, no contexto da clínica, pode se traduzir tanto no silenciamento do sujeito quanto na construção de instrumentos linguístico-cognitivos para superar as barreiras impostas pela lesão neurológica.

Na perspectiva que aqui desenvolvemos, uma vez que a compreensão é ativa e responsiva, os sujeitos, no momento do uso e elaboração da linguagem, não estão em um (mero) processo de cognição, mas de (re)cognição: não é o sentido do sujeito A, nem o sentido do sujeito B, mas um terceiro sentido construído a partir dos dois primeiros: o sentido é um processo partilhado. É no encontro com o outro, no momento em que interagimos, que a possibilidade de intercompreensão aparece e podemos reconhecer uma "conceptualização comum" (Larsson, 2008). E é na construção desse reconhecimento comum — um ato de comunhão — que podemos dar sentido ao que o outro diz e ao que somos e vivenciamos.

A seguir, apresentamos algumas possibilidades dialógicas de avaliação da compreensão da linguagem, considerando, especialmente, a articulação entre os autores mobilizados nestas reflexões.

Possibilidades dialógicas de avaliação da compreensão da linguagem

Como apontamos, produção e compreensão são processos linguístico-cognitivos indissociáveis. Diante disso, pensar a avaliação pressupõe, necessariamente, não prescindir de um olhar dialógico e discursivo. Assim, embora as baterias de testes, tão frequentes na clínica, possam ser fontes de informações relevantes (ainda que restritas) sobre habilidades metalinguísticas, suas fragilidades não podem deixar de ser questionadas, como mostram os trabalhos de Fugiwara (2013) e de Fugiwara e Novaes-Pinto (2013). As autoras, que avaliaram instrumentos amplamente utilizados, como o Boston Diagnostic Aphasia Examination (BDAE) e o Psycholinguistic Assessments of Language Processing in Aphasia (Palpa), mostram as fragilidades desses instrumentos metalinguísticos na avaliação da compreensão, sobretudo considerando sua natureza universalizante e normatizadora.

A avaliação, como a defendemos, não deve se pautar por essa natureza nem se restringir a tarefas descontextualizadas, produzidas em situações não significativas. Nesse sentido, de acordo com Santana (2001, p. 168), o papel do avaliador

> está longe de se resumir ao de um aplicador de testes, que pontua e depois verifica em um quadro de valores se a pontuação obtida está dentro dos padrões normais. Aqui o avaliador, muitas vezes, é um interlocutor simétrico; em outras situações, é coautor de textos; em outras, ainda, preenche os "vazios" deixados pelos sujeitos. Há, durante todo o tempo, um movimento discursivo, um trabalho conjunto no espaço de elaboração, de interação, de relação dialógica entre o sujeito e o avaliador.

É nesse sentido que defendemos que a avaliação da compreensão de linguagem de idosos não deve ocorrer em contextos de "performance" e contabilizações de "acertos" e "erros". Pelo contrário, como procuramos mostrar na seção anterior, esperamos do avaliador-interlocutor um esforço de compreensão que leve a caminhos para procedimentos terapêuticos significativos. Sendo assim, a avaliação, no âmbito da clínica, não deve ser realizada unicamente a partir daquilo que falta. Mais importante do que saber o que o sujeito não compreende é saber quais possibilidades enunciativas podem abrir caminho para um trabalho de compreensão mútua.

Para Chacon (2020), não se pode perder de vista que uma avaliação não avalia, em si, a linguagem do outro, mas sim o que foi mostrado em função de como o avaliador se constitui como interlocutor, o que significa dizer que "o avaliador está diretamente envolvido nos sentidos que resultarão de sua interação" (Chacon, 2020, p. 84). É fundamental, portanto, que o avaliador, enquanto um interlocutor colaborador, saiba identificar, em sua práxis, o tipo de interação que promove, seus efeitos, limitações e potencialidades.

Consideramos imprescindível dizer que o conhecimento mútuo favorece o processo de avaliação — especialmente quando se trata de avaliar (com) pessoas idosas, dado que o percurso de vida, com suas peculiaridades, se apresenta nas possibilidades de compreender o mundo do sujeito e suas relações. É fundamental, portanto, conhecer sua história, seu trabalho, sua família, suas preferências, seus desejos futuros, sempre considerando a singularidade daquele indivíduo (Bakhtin, 2010).

Em uma perspectiva dialógica de avaliação, portanto, a compreensão nunca ocorre isoladamente, está sempre em relação com as possibilidades enunciativas, verbais e não verbais que são mobilizadas durante as sessões de avaliação e de terapia. Não há regras a serem cumpridas, já que os caminhos são tão variados quanto são os próprios sujeitos. Entram em jogo silêncios, pausas, olhares, gestos, desenhos, provérbios; tudo aquilo que, no jogo da linguagem, pode ser mobilizado para produzir sentido.

Para aquela idosa que era costureira, trazer os instrumentos de costura pode ser uma boa ideia. Assistir ou ler juntos uma matéria sobre a história da costura e debater a moda atual também pode nos dizer muito sobre suas estratégias comunicativas, suas limitações e potencialidades. Mas talvez ela tenha outros objetivos e não queira mais falar disso, já que tem novos interesses. Por que não os conhecer?

Já com aquele sujeito que se mudou de cidade, podemos conversar usando mapas interativos, indicar localizações, solicitar trajetos para se chegar de um ponto a outro. Para aquele que gosta de novelas, saber quanto ele entende das sinopses, ou mesmo conversar a partir de fotos do elenco. Todos esses materiais (e infinitos outros) podem compor um processo de avaliação significativo.

Também em trabalhos em grupo — como nas atividades realizadas no Observatório do Idadismo com o grupo de mulheres idosas, ou naquelas realizadas no Centro de Convivência de Afásicos —, discussões sobre notícias do dia a dia e do futebol, reflexões conjuntas sobre preconceitos e assuntos polêmicos, jogos compartilhados e atividades teatrais, entre tantas outras possibilidades, promovem momentos singulares para que os sujeitos participantes aprimorem as formas como compreendem e se fazem compreender.

Nesses momentos, é frequente testemunharmos sujeitos com afasia tomando a direção de uma atividade ao mesmo tempo que se fazem compreender pelos outros e vermos pessoas idosas revelando sua compreensão de mundo enquanto nos possibilitam expandir a nossa. Ao deixarmos de lado, portanto, o papel do avaliador-normatizador das baterias de testes metalinguísticos, criamos espaço para assumirmos o papel de *parceiros da comunicação* (Bakhtin, 2016), fundamental em uma perspectiva terapêutica dialógica que busca trabalhar a partir das potencialidades dos sujeitos.

Considerações finais

A pergunta provocativa no título deste capítulo aponta para a impossibilidade de falar de avaliação da compreensão da linguagem de pessoas idosas sem que suas trajetórias, suas vivências, seus percursos, as questões que lhes são pertinentes e seus horizontes de futuro sejam valorizados e incorporados ao processo. Ela se fundamenta, portanto, como procuramos mostrar ao longo deste trabalho, na compreensão da complexidade e diversidade material e simbólica do envelhecimento, que se entrelaça ao preconceito etário, historicamente enraizado na sociedade, e às práticas de saúde que envolvem a população idosa.

Como apontamos, é fundamental (ao menos) relativizar o que vem sendo considerado como compreensão, dicotomizada nos modelos linguísticos e cognitivos que separam "emissor" e "receptor" em tarefas de "codificação/produção" e "decodificação/compreensão" de mensagens, apostando no caráter passivo deste último. Esses modelos, que Bakhtin chama de *ficção científica*, já que não trabalham com a "língua viva", são também criticados por Luria. Essa maneira de "compreender a compreensão" os aproxima, uma vez que ambos entendem esse processo como uma função ativa e intimamente relacionada à história do sujeito e do mundo.

Por fim, ao apontarmos caminhos para uma avaliação de compreensão da linguagem em perspectiva discursiva e dialógica, destacamos possibilidades de atividades significativas que valorizam a pessoa idosa em toda a sua complexidade, e que podem, do ponto de vista qualitativo, ajudar no processo mútuo de compreensão.

Referências

Bakhtin, M. *Para uma filosofia do ato responsável*. São Carlos: Pedro & João, 2010.

______. *Os gêneros do discurso*. Trad. Paulo Bezerra. São Paulo: Editora 34, 2016.

Butler, R. N. "Age-ism: another form of bigotry". *The Gerontologist*, v. 9, n. 4, p. 243-246, dez./fev., 1969. DOI: https://doi.org/10.1093/geront/9.4_Part_1.243.

Canguilhem, G. *O normal e o patológico*. Rio de Janeiro: Forense, 1978.

Chacon, L. "Subsídios linguístico-discursivos para a avaliação de linguagem". In: Giacheti, C. M. (org.). *Avaliação da fala e da linguagem*

— *Perspectivas interdisciplinares em fonoaudiologia*. Marília: Oficina Universitária, 2020. p. 83-104.

Debert, G. G. "Pressupostos da reflexão antropológica sobre a velhice". In: ______. (org.). *Antropologia e velhice*. Campinas: Textos Didáticos, 1998. p. 7-27.

Fugiwara, R. V. E. *Processos de (inter)compreensão nas afasias: um estudo neurolinguístico na perspectiva bakhtiniana*. 176 f. Tese (Doutorado em Linguística) — Instituto de Estudos da Linguagem, Universidade Estadual de Campinas, 2013. DOI: https://doi.org/10.47749/T/UNICAMP.2013.920983.

Fugiwara, R. V. E.; Novaes-Pinto, R. C. "Avaliação de compreensão nas afasias: o limite dos instrumentos metalinguísticos e a contribuição das análises discursivas". *Estudos Linguísticos*, São Paulo, v. 42, n. 2, p. 903-915, maio-ago. 2013. Disponível em: https://revistas.gel.org.br/estudos-linguisticos/article/view/975. Acesso em: 15 nov. 2024.

Gomes, I.; Britto, V. "Censo 2022: número de pessoas com 65 anos ou mais de idade cresceu 57,4% em 12 anos". *Agência IBGE Notícias*, 2023. Disponível em: https://agenciadenoticias.ibge.gov.br/agencia-noticias/2012-agencia-de-noticias/noticias/38186-censo/2022-numero-de-pessoas-com-65-anos-ou-mais-de-idade-cresceu-57-4-em-12-anos. Acesso em: 15 nov. 2023.

Larsson, B. "Le sens commun ou la sémantique comme science de l'intersubjectivité humaine". *Langages*, v. 170, n. 2, p. 28-40, 2008. DOI: https://doi.org/10.3917/lang.170.0028.

Lima, A. R. *Enunciados de estilo telegráfico nas afasias não fluentes: um estudo discursivo-funcional*. 256 f. Tese (Doutorado em Linguística) — Instituto de Estudos da Linguagem, Universidade Estadual de Campinas, 2023. Disponível em: https://hdl.handle.net/20.500.12733/10546. Acesso em: 15 nov. 2024.

Luria, A. *Higher cortical functions in man*. New York: Basic Books, 1966.

______. *The working brain — An introduction to neuropsychology*. London: Penguin, 1973.

LURIA, A. *Curso de Psicologia Geral*. 2. ed. Rio de Janeiro: Civilização Brasileira, 1991. v. 4.

______. *Fundamentos de neuropsicologia*. Trad. Juarez Aranha Ricardo. São Paulo: Edusp, 1981.

______. *Fundamentos de neuropsicologia*. São Paulo: Edusp, 2001.

MAZUCHELLI, L. P. *Stereotypes and representations: discourses on and in ag(e)ing*. 199 f. Tese (Doutorado em Linguística) — Instituto de Estudos da Linguagem, Universidade Estadual de Campinas, 2019. DOI: https://doi.org/10.47749/T/UNICAMP.2019.1095209.

MAZUCHELLI, L. P; OLIVEIRA, M. V. B. "A extensão universitária como espaço de formação em linguagem: uma discussão ético-responsável". *Revista Ibero-Americana de Estudos em Educação*, Araraquara, v. 18, n. esp. 1, e023081, 2023. DOI: https://doi.org/10.21723/riaee.v18iesp.1.18480.

NOVAES-PINTO, R. do C. *A contribuição do estudo discursivo para uma análise crítica das categorias clínicas*. 271 f. Tese (Doutorado em Linguística) — Instituto de Estudos da Linguagem, Universidade Estadual de Campinas, 1999. DOI: https://doi.org/10.47749/T/UNICAMP.1999.211138.

______. "Preconceito linguístico e exclusão social na normalidade e nas chamadas patologias de linguagem". *Avesso do Avesso*, Araçatuba, v. 6, n. 6, p. 8-36, ago. 2008.

______. "Cérebro, linguagem e funcionamento cognitivo na perspectiva sócio-histórico-cultural: inferências a partir do estudo das afasias". *Letras de Hoje*, v. 47, n. 1, p. 55-64, 2012a. Disponível em: https://revistaseletronicas.pucrs.br/fale/article/view/9858. Acesso em: 16 nov. 2024.

______. "O conceito de fluência nos estudos das afasias". *Caderno de Estudos Linguísticos*, v. 54, n. 1, p. 117-134, 2012b. DOI: https://doi.org/10.20396/cel.v54i1.8636975.

OLIVEIRA, M. V. B. et al. "Observatório do Idadismo: primeiras experiências de combate ao preconceito etário". *Práticas e Cuidado — Revista de Saúde Coletiva*, v. 4, p. e14224, 2023. Disponível em: https://revistas.

uneb.br/index.php/saudecoletiva/article/view/14224. Acesso em: 16 nov. 2024.

Ponzio, A. *Procurando uma palavra outra*. Trad. Valdemir Miotello et al. São Carlos: Pedro & João, 2010.

Preti, D. *A linguagem dos idosos — Um estudo de análise da conversação*. São Paulo: Contexto, 1991.

Santana, A. P. "A linguagem na clínica fonoaudiológica: implicações de uma abordagem discursiva". *Distúrbios da Comunicação,* São Paulo, v. 13, n. 1, p. 161-174, dez. 2001.

Souza Cruz, T. C. *"Entrando pelo youtubo" — Estudo discursivo da organização semântico-lexical: em foco a categorização*. 183 f. Tese (Doutorado em Linguística) — Instituto de Estudos da Linguagem, Universidade Estadual de Campinas, 2017.

Volóchinov, V. *Marxismo e filosofia da linguagem — Problemas fundamentais do método sociológico*. São Paulo: Editora 34, 2018.

WHO — World Health Organization. *Global report on ageism*. World Health Organization, 2021. Disponível em: https://iris.who.int/handle/10665/340208. Acesso em: 16 nov. 2024.

10. Avaliação da compreensão e da proficiência no nível sintático da Libras

Felipe Venâncio Barbosa
Marco Antonio Teixeira Junior

A avaliação da competência linguística nas línguas de sinais tem se mostrado relevante para a comunidade surda, pois sua influência é determinante na educação e na saúde desses sujeitos. Com relação à educação de surdos e às necessidades emergentes da área, a avaliação é importante para as estratégias de ensino de primeira e segunda língua; com relação à saúde, ela pode equipar as áreas que lidam com a cognição e a linguagem, para diagnóstico e delineamento de procedimentos terapêuticos e de prevenção na área da saúde da comunicação, no que concerne à língua de sinais.

As línguas de sinais são línguas naturais e possuem toda a sofisticação linguística em sua estrutura e processamento, assim como as línguas orais-auditivas. São línguas de modalidade visuoespacial e usam um aparelho articulador diferente do aparelho fonoarticulatório usado pelas línguas orais-auditivas: elas usam as mãos, os braços, o rosto, a postura e o tono do corpo, as nuances de velocidade e qualidade dos movimentos, as microexpressões faciais, a estrutura visual imagética e outros elementos da visualidade para construir uma gramática que se processa, linguística e neurologicamente, de forma semelhante a todas as outras línguas já descritas. Possuem, portanto, todos os subsistemas linguísticos presentes nas línguas conhecidas, como fonética, fonologia, morfologia, léxico, semântica e sintaxe, além de se exprimirem em texto e discurso — registradas de forma escrita (em diversos modelos de escrita de sinais), pictórica ou em vídeo —, cobrirem os diversos gêneros textuais e serem usadas obedecendo regras pragmáticas.

Além dessas características, as línguas de sinais também têm suas variações e mudanças. Os níveis de proficiência (competência linguística) dos surdos brasileiros podem variar. Isso ocorre sobretudo por fatores de ordem social — como a falta de acesso à língua de sinais ou a serviços de atendimento educacional e em saúde —, que podem acarretar atraso na aquisição da língua, conforme observado por Barbosa *et al.* (2022, p. 108). Dessa forma, uma ferramenta para a avaliação linguística das pessoas surdas se torna muito relevante.

A partir da necessidade de se avaliar a proficiência de sujeitos surdos usuários da língua de sinais americana (ASL), Hauser *et al.* (2008) desenvolveram o Sentence Reproduction Test (Teste de Repetição de Sentenças), com o intuito de medir os níveis de domínio linguístico da compreensão e expressão nessa língua. Neste capítulo, pretendemos apresentar uma adaptação desse teste para a língua brasileira de sinais (Libras), discutindo questões teóricas relacionadas aos princípios de sua formulação e alguns dados iniciais de aplicação.

O teste em questão tem como base para análise das respostas a repetição da sentença apresentada como estímulo: a pessoa que está sendo examinada observa uma frase na língua de sinais e em seguida realiza a repetição da frase que observou. A produção da repetição revela, em si, a compreensão e execução do processamento sintático da sentença.

Observar como a pessoa surda compreende uma frase em língua de sinais traz informações preciosas sobre seu domínio de língua. Como dito, as línguas de sinais são línguas naturais, completas, e não se baseiam em uma gestualidade genérica ou universal. Elas possuem uma estrutura complexa; e é no domínio dessa estrutura, sintática, que está a competência linguística do indivíduo surdo e sua potência para acessar todos os conteúdos, dos mais simples e concretos aos mais complexos e abstratos.

Dominar o léxico de uma língua ou seu sistema fonológico não garante compreensão. Muitos de nós, quando aprendemos uma língua adicional, por exemplo o inglês, passamos por um momento em que lemos uma frase e, mesmo conhecendo cada uma das palavras daquela frase, não conseguimos compreender o seu sentido. A relação entre as palavras, as características morfossintáticas presentes em suas expressões são imprescindíveis para garantir a compreensão de uma língua. Por isso, saber como avaliar a compreensão sintática é crucial para o delineamento do perfil linguístico de uma pessoa. Para os profissionais da educação e da saúde da comunicação humana, essa habilidade é fundamental para seu trabalho com estudantes ou pacientes.

A estrutura das línguas de sinais

Para um panorama geral sobre as estruturas das línguas de sinais e para fundamentarmos a adaptação, apresentaremos algumas de suas características linguísticas. Abordaremos o nível fonético-fonológico, o nível morfológico e o nível sintático.

As línguas de sinais possuem fonética e fonologia. Isso pode parecer estranho, por serem línguas que não usam a sonoridade para sua expressão, mas o uso da terminologia linguística tradicional é amplamente aceito entre os pesquisadores da área, porque facilita a troca de conhecimento com pesquisadores de línguas orais. Os aspectos fonético-fonológicos das línguas de sinais têm como base os parâmetros de formação do item lexical dessas línguas: o sinal.

De forma pioneira, na década de 1960 o linguista William Stokoe (1960) descreveu como parâmetros da língua de sinais americana (ASL) a configuração de mãos, locação e movimento. Mais tarde, foram incluídos outros dois parâmetros, a direção da mão e expressões não manuais (ENM) e, mais recentemente, pesquisas de Xavier e Barbosa (2014, p. 375) incluíram o número de mãos como um dos parâmetros. Esses parâmetros ocorrem simultaneamente na formação do sinal, que seria algo similar à palavra, no português.

Os sinais, quando usados em uma frase, acabam por incorporar características necessárias para que a informação faça sentido. No teste de repetição de sentenças, o nível morfológico é explorado como item de complexidade.

Segundo Quadros (1995, p. 98), a concordância verbal pode se distribuir em duas classes verbais, sendo uma delas com flexão e outra sem flexão. Verbos como "conhecer" e "saber" não se flexionam (isto é, não mudam) de acordo com a pessoa verbal ou com relação ao número (plural ou singular). Verbos como "dar", "responder" e "perguntar" se flexionam em pessoa, número e aspecto, mas não tomam afixos locativos, ou seja, se direcionam de acordo com a ideia a ser veiculada — por exemplo, se direcionam da pessoa que pergunta para a pessoa que recebe a pergunta. Existem ainda os verbos espaciais, como "ir" e "chegar", que podem mudar de direção de acordo com o local para onde se viaja ou se chega, que vai depender de onde a pessoa que está sinalizando estabeleceu esses espaços.

As frases com maior complexidade são aquelas que possuem verbos com flexão, pois têm mais elementos a serem processados do que as sentenças formadas com verbos simples (que não flexionam). Além disso, sabe-se que a concordância observada na sinalização de surdos adultos é adquirida por crianças surdas tardiamente (por volta dos 5 anos) e que tais verbos exigem a colocação de mais processos morfossintáticos na estrutura de uma sentença.

Outro princípio de complexidade usado no teste original é a incorporação de numeral. Hauser *et al.* (2008, p. 158) entendem que a incorporação de numeral torna um sinal mais complexo, já que o aumento de morfemas em dado sinal aumentaria a demanda por processos cognitivos. Desse modo, vê-se que quanto mais itens forem incluídos para serem processados, maior será a complexidade da sentença.

Quadros e Karnopp (2004, p. 107-108) destacam que existem sinais monomorfêmicos e aqueles que possuem mais de um morfema em suas formações, muitas vezes resultantes da incorporação de afixos numéricos. A figura 1, a seguir, exibe um exemplo de Brito (1995, p. 43) mostrando um sinal da Libras com incorporação de numeral relativo à frequência, em que o sinalizador usa a incorporação de numerais para sinalizar (a) *uma vez*, (b) *duas vezes* e (c) *três vezes*:

FIGURA 1 — Incorporação de numeral em sinal da Libras para indicação de frequência

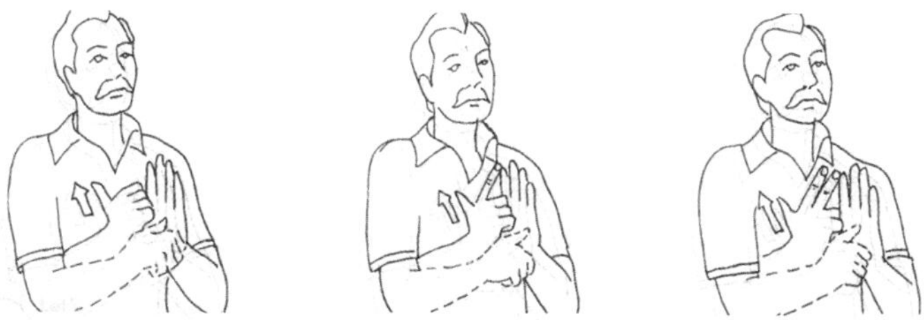

A B C

Fonte: Brito (1995, p. 43).

Quadros e Karnopp (2004, p. 103-106) descrevem as restrições para a formação dos sinais da ASL e demonstram que existem duas restrições ASL que são violadas por construções especificas que fazem uso de uma estrutura chamada "classificadores". Para Brito (1995, p. 101), os classificadores são morfemas que, nas línguas de sinais, usam o espaço multidimensional e se fixam a um item lexical, modificando esse item. Na Libras, os classificadores estão relacionados aos verbos, indicando a forma como são executados, como se movem ou se posicionam.

As construções com classificadores, por violarem condições de formação do sinal, devem ser consideradas mais complexas. Essa noção é referida por Hauser *et al.* (2008, p. 158) na elaboração do teste de repetição de sentenças.

Com relação à sintaxe, Quadros (1999, p. 143) descreve que a Libras possui uma ordem básica gramatical, a ordem sujeito-verbo-objeto, realizada sem contexto específico e sem expressões não manuais (ENM), ou seja, é a ordem não marcada dessa língua. Segundo a autora, outras ordens sintáticas da Libras são gramaticais, como as ordens objeto-sujeito-verbo e sujeito-objeto-verbo, admitidas somente quando há alguma característica especial, como marcações não manuais (rosto ou movimento do corpo) que justificam prosodicamente a ordem especial — como na topicalização de sentenças ou no uso de estruturas de foco.

A aquisição do controle das expressões não manuais, necessárias para estruturas derivadas da ordem básica sujeito-verbo-objeto, costuma ocorrer relativamente tarde nas crianças. Anater (2009, p. 136) relata que crianças em fase de aquisição de língua de sinais podem realizá-las, porém em uma modalidade fora do padrão adulto, e precisam passar por estágios com aumento gradual de complexidade para a aquisição completa e o uso sistemático das expressões não manuais. Essa informação tem impacto direto no estudo da complexidade de uma sentença na Libras, porque as sentenças que têm uma oração subordinada como objeto são consideradas complexas. Em português, grande parte das orações subordinadas relativas são introduzidas por um pronome relativo ("que"). Nas línguas de sinais, o pronome relativo é realizado com expressões não manuais. Como observam Quadros e Karnopp (2004, p. 170-185), alguns tipos de orações relativas são indicados através da expressão não manual de levantamento de sobrancelhas, com uma leve inclinação da cabeça para trás e levantamento e tensão do lábio superior; em orações coordenadas, há um breve relaxamento das mãos entre as orações, o que não está presente em uma sentença com uma oração relativa e uma oração principal.

O desenvolvimento de um teste que se propõe a medir o domínio linguístico de usuários de uma língua de sinais com a repetição de sentenças parte da hipótese de que há uma relação entre o domínio da língua de sinais — que inclui a compreensão da sentença dada como estímulo — e as habilidades de memória e de produção linguística, uma das formas como a compreensão pode ser mensurada. Diante de uma sentença sinalizada (ou mesmo falada), quanto maior o domínio da língua, mais próxima do estímulo dado a sentença será produzida. Uma pessoa que domina completamente uma língua, com habilidades típicas de memória, realiza a repetição da sentença de forma gramatical, com todos os itens exibidos no estímulo. Uma pessoa que tem domínio parcial fará uma repetição com a ideia da sentença, privilegiando a semântica e produzindo a sequencia sintática de forma parcial.

O atraso na aquisição de língua contribui fortemente para as dificuldades educacionais enfrentadas por muitos surdos brasileiros, que também podem repercutir nas habilidades cognitivas — por exemplo, na memorização e nas funções executivas.

A figura 2, a seguir, elaborada por Mayberry (1993, p. 1261) e traduzida para este capítulo, ilustra o impacto do atraso na aquisição de língua no desempenho em teste de repetição de sentenças. O estudo a que a figura se refere ocorreu com a aplicação de um teste de repetição de sentenças em ASL em quatro grupos de adultos e analisou suas respostas. Os grupos de participantes foram: um grupo de surdos que teve aquisição de língua de sinais americana como primeira língua (L1) entre 0 e 3 anos de idade (nativos); um grupo de surdos que começou a adquirir ASL como L1 entre 5 e 8 anos de idade (infância); um grupo de surdos com aquisição de ASL como L1 entre 9 e 13 anos de idade (ASL-L1 tardia); e um grupo de ouvintes, falantes do inglês, que adquiriu ASL como segunda língua (L2) tardiamente (ASL-L2 tardia). Todos eles, surdos e ouvintes, foram submetidos ao mesmo teste, em língua de sinais americana.

FIGURA 2 — Compreensão de frases da ASL e desempenho de memória de surdos adultos em função da idade em que começaram a aprender ASL e de se a ASL era sua primeira (L1) ou segunda língua (L2)

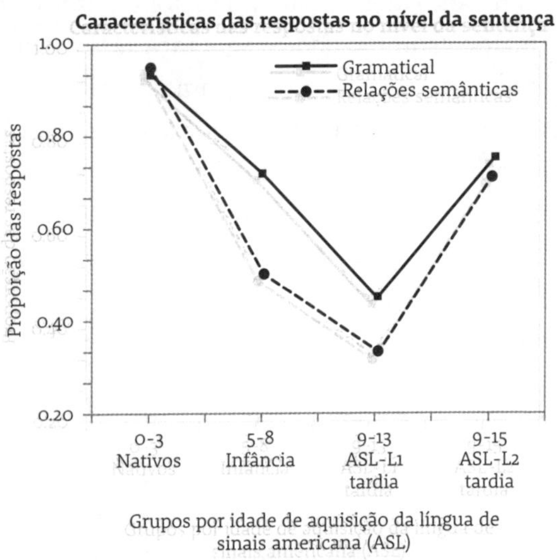

Fonte: Traduzido de Mayberry (1993, p. 1261).

A figura sugere a emergência da aquisição de língua de sinais em tempo oportuno e o impacto da data de início de aquisição de língua na compreensão de sentenças por pessoas surdas. É possível observar que há menor desempenho no teste de repetição de sentenças do grupo que adquiriu ASL como L1 entre 5 e 8 anos de idade, seguido do grupo que adquiriu ASL como L1 entre 9 e 13 anos de idade, ou seja, indivíduos com atraso na aquisição de primeira língua. É importante destacar que sujeitos adultos que já haviam adquirido o inglês como L1 e começaram a aprender sua ASL como L2 tardiamente tiveram desempenho abaixo apenas do grupo com aquisição de ASL entre 0 e 3 anos de idade, o que evidencia a importância do estímulo linguístico como base, inclusive, para a aquisição de línguas adicionais.

Repetição de sentenças da Libras

Tendo em mente a discussão inicial apresentada, foi elaborada uma adaptação do teste de compreensão de sentenças de Hauser *et al.* (2008) para a Libras. A adaptação foi realizada com base nos princípios de aumento de complexidade das sentenças usados pelo autor na primeira versão, de 2008, com 40 sentenças e, recentemente, na segunda versão (Supalla *et al.*, 2014, p. 4), com 20 sentenças.

As sentenças propostas foram baseadas nas características linguísticas da Libras, tomando como referência a organização de complexidade proposta no teste original de Hauser *et al.* (2008, p. 158). O quadro 1, a seguir, apresenta as sentenças propostas em glosa, de acordo com a transcrição proposta por Brito (1995), e uma tradução dessas sentenças para o português. É importante lembrar que a organização da complexidade das sentenças ocorre na Libras e está descrita na glosa. A tradução para o português não reflete o princípio adotado e é apresentada apenas para tornar a leitura mais compreensiva. Não foi o objetivo do trabalho analisar ou adaptar o teste para o português.

QUADRO 1 — Sentenças da versão em Libras do teste de repetição de sentenças (versão 1)

Item	Sentenças (GLOSA EM LIBRAS/tradução para o português)
1	poss1 PAI COMPRAR^{pass} COMPUTADOR USADO
	Meu pai comprou um computador usado.
2	INDEX$_{i}$ ARVORE ALTA
	Aquela árvore é alta.
3	pro1 ENCONTRAR^{pass} AMIG@ ONTEM
	Eu encontrei um amigo ontem.
4	poss1 ULTIM@ FOLGA DOIS-MÊS ATRÁS
	Minha última folga foi há dois meses.
5	HOMEM INDEX$_{i}$ ALTO MAGRO
	Aquele homem é alto e magro.
6	#J-O-Ã-O$_{i}$ NÃO-CONHECER^{pres} #M-A-R-I-A$_{j}$
	João não conhece Maria.
7	pro1 COMPRA^{fut} LIVRO PAPEL-CL:BRILHANTE^{ENM}
	Eu comprarei um livro de papel brilhante.
8	BOLO CHOCOLATE poss3 GOSTOSO
	Seu bolo de chocolate é gostoso.
9	poss1 CACHORR@ LATIR^{pres} CONTINUAR^{pres} LATIR^{++}
	Meu cachorro late sem parar.
10	poss1 AMIG@ PROFESSOR@ BOM
	Meu amigo é um bom professor.
11	poss1 FILHO TER^{pres} 3 BOLA FUTEBOL BOIA1-CL:BOLA-PEQUENA$_{i}$ BOIA2-CL:BOLA-MÉDIA$_{j}$ BOIA3-CL:BOLA-GRANDE$_{k}$
	Meu filho tem três bolas: uma pequena, uma média e uma grande.
12	pro1 DIRIGIR^{pass} 4-HORAS FIM CHEGAR^{pass} CANSAR^{++}
	Eu dirigi por quatro horas e cheguei exausto.
13	[AMANHÃ CHOVER]$^{ENM:condicional}$ EU NÃO IR^{fut} VIAJAR
	Se amanhã chover eu não vou viajar.

▶

14	MENINA [ANDAR-DE-BICICLETA]^{contínuo} CACHORRO PASSAR^{pass} DESVIAR^{pass}
	A menina estava andando de bicicleta quando o cachorro passou e ela desviou.
15	HOMEM$_i$ CORRER^{ger} VER$^{pass}_i$ LADRÃO$_j$ $_j$APROXIMAR$_i$ $_i$IR$_k$ CORRER^{++}
	O homem que estava correndo viu o ladrão se aproximar e saiu correndo de forma veloz.
16	NÓS-TRÊS$_i$ $_i$IR$_k^{pres}$ CASA$_k$ VOVÓ$_k$ #M-A-R-I-A$_k$ AJUDAR$_i$ LIMPAR$_k$ VARRER$_k$ ORGANIZAR$_k$
	Nós três vamos à casa da vovó Maria ajudar a limpar, varrer e organizar.
17	pro1$_i$ GOSTAR^{pres} IR TRABALHO BICICLETA$_i$ VER$_k$-CL:[ÁRVORES-PASSAR^{ger}]$_k$
	Eu gosto de ir ao trabalho de bicicleta e ficar vendo as árvores pelo caminho.
18	[CARRO$_i$ pro1 VER$_i$ RISCO$_i$]$^{ENM: SOBRANCELHAS LEVANTADAS}$ [EU COMPRAR DESISTIR^{pass}]$^{ENM: NEUTRA}$
	Quando eu vi o risco no carro, desisti da compra.
19	#J=U=L=I=O$_i$ PRESENTE $_i$DAR$_j^{pass}$ #M-A-R-I-A$_j$ QUEM^{WH} AMIGA FACULDADE
	Júlio deu um presente para Maria, amiga da faculdade.
20	#J-O-Ã-O$_i$ CAMINHAR^{ger} $_i$VER$_j$ AMIGO LONGE$_j$ TENTAR ENCONTRAR CORRER-CL:CAIR
	João estava caminhando quando viu um amigo de longe e, na tentativa de encontrá-lo, correu e caiu.

Fonte: Elaborado pelos autores, baseado em Hauser *et al.* (2008).

A partir da proposição da versão para Libras, o teste foi aplicado em dois usuários adultos, nativos da Libras, que se voluntariaram a participar da pesquisa. As 20 sentenças foram previamente gravadas por um adulto ouvinte fluente em Libras, editadas e exibidas individualmente para cada participante. A produção dos participantes foi registrada em vídeo para análise. o aplicador do teste orientou os participantes a que tentassem, ao máximo, repetir as sentenças de forma literal, sem alterar nenhum dos itens apresentados no estímulo. Antes do início do teste, para que o participante entendesse melhor a dinâmica da aplicação, duas sentenças-teste foram apresentadas. Cada sentença foi visualizada uma única vez, de modo a não permitir ensaio prévio.

A análise foi baseada nos erros cometidos pelos participantes ao realizarem a repetição das sentenças apresentadas e nos tipos de erros exibidos. As informações apresentadas anteriormente sobre a linguística das línguas de sinais e a complexidade que apresentam possibilitaram uma comparação inicial entre o que teoricamente se estabeleceu como complexo e os erros cometidos pelos participantes.

Segundo Supalla *et al.* (2014, p. 14), os erros em uma tarefa de repetição de sentenças podem ser organizados da seguinte forma:

QUADRO 2 — Tipos de erro em tarefa de repetição de sentenças

Tipo de erro	Domínio(s) da sintaxe
Reestruturação sintática da frase	Estrutura profunda; semântica
Alternância morfossintática	Flexão sintática
Inversão ou deslocamento sintáticos	Ordem das palavras
Omissões e acréscimos morfológicos	Flexão lexical
Omissão e acréscimos lexicais	Formação lexical
Articulação lexical errada ou formas incompreensíveis	Codificação sub-lexical

Fonte: Elaborado pelos autores, baseado em Supalla *et al.* (2014, p. 14).

É possível salientar que a classificação dos erros, embora observe como a produção sintática está ocorrendo, revela a compreensão sintática dos indivíduos. Dos domínios da sintaxe presentes no quadro 2, apenas *articulação lexical errada e formas incompreensíveis* é situado em um nível mais baixo do processamento da linguagem, embora incluído no processamento fonológico de saída. Os demais domínios se posicionam em níveis que articulam sentido e, por essa razão, dependem da compreensão para serem processados.

Além da formação lexical, flexão lexical e ordem das palavras, que dizem respeito ao nível da semântica lexical e da ordenação das palavras na frase, a flexão sintática, a estrutura profunda e a semântica dependem da compreensão da frase para que sejam processadas de forma adequada.

Os erros observados na aplicação inicial da versão do teste para Libras foram: reestruturação sintática da frase; inversão ou deslocamento sintáticos; omissões e acréscimos morfológicos; e omissões e acréscimos lexicais. Nenhum dos participantes produziu formas incompreensíveis de sinais da Libras. As sentenças que mostraram gerar mais erros foram as de número 11, 12, 15, 16 e 20.

Na sentença 11, ambos os participantes não repetiram o sinal "futebol", sendo que um deles inverteu os itens finais da sentença e não reproduziu os morfemas locativos (que fariam que ela sinalizasse cada "bola" em um ponto do espaço de sinalização), produzindo uma repetição de sentença com a locação sobreposta de cada um dos itens.

Tal realização, segundo Supalla *et al.* (2014, p. 14), mostra uma estratégia de tentativa de recuperação de significado que, para ocorrer, necessita de paráfrases guiadas por processamento de estruturas profundas, o que pressupõe alto domínio gramatical — principalmente ao se levar em conta uma sentença com 12 sinais, o que exigiria grande esforço da memória de trabalho.

Na sentença 12, um dos participantes omitiu o sinal "chegar" e outro, o sinal "fim". Tais realizações foram pontuadas como erro. O mesmo processo de omissão foi registado na repetição da sentença 16, da qual um dos participantes suprimiu o sinal "varrer" e outro, o sinal "organizar". Além disso, percebeu-se incompreensão quanto à incorporação de numeral, articulando "nós juntos" no lugar do sinal específico "nós três". Essa observação pode ter ocorrido devido à forma de apresentação do estímulo, em vídeo, caracterizando uma modificação da forma natural (face a face) da interação comunicativa, sobretudo considerando-se o tamanho da tela e a característica bidimensional da forma de apresentação do estímulo.

Na sentença 15, observou-se uma variação em que se omitiu a articulação manual do sinal "ver", optando-se por realizar a expressão do sentido de ver com o corpo, ou seja, como se o próprio sujeito estivesse olhando um ladrão aproximar-se. Além disso, em ambos observa-se inversão sintática.

Na repetição da sentença 20, houve omissão do sintagma verbal "tentar encontrar" e mudança no sentido geral da sentença, realizando-se uma paráfrase semântica do estímulo apresentado.

Os participantes consideraram todas as sentenças como gramaticais, ou seja, sentenças possíveis na Libras e sem incorreções. Os erros apresentados não são substanciais a ponto de prejudicar a compreensão das sentenças. Todas as repetições apresentadas pelos participantes foram semanticamente compatíveis com os estímulos apresentados e refletem que, embora haja aumento de complexidade na estrutura das sentenças, elas são processadas de forma típica pelos falantes nativos participantes.

A análise da aplicação da versão do teste apresentada não tem caráter normativo neste momento. Há a necessidade de observar o comportamento linguístico de um número maior de participantes — incluindo aqueles com queixas de linguagem ou atraso na aquisição da língua —, bem como de aplicar o teste em grupos de diferentes idades. Entretanto, o instrumento pode trazer informações importantes para o direcionamento de práticas pedagógicas ou terapêuticas.

Compreensão e sintaxe

O presente capítulo configura-se como um passo inicial na disponibilização de um teste de repetição de sentenças que possibilite mensurar o domínio linguístico (competência linguística) de usuários nativos e não nativos da Libras. A elaboração e a seleção das sentenças, baseadas em aspectos teóricos dos Estudos Surdos, revelou peculiaridades no processamento linguístico dos participantes, os quais apresentaram erros que manifestam processamento natural e típico da linguagem. Na repetição das 20 sentenças, o fato de os participantes não terem conseguido repetir perfeitamente todas elas é um indicador da ausência do efeito teto, prejudicial à validade de um teste de avaliação linguística.

A análise de erros na produção de fala foi uma propulsora inicial dos estudos sobre o processamento da linguagem. Os estudos de Garrett (1980, p. 176-220) revelam a importância dessas manifestações para a compreensão da linguagem. Em um de seus primeiros modelos de processamento da sentença, o autor propõe a existências de módulos de processamento, como mostra a figura 3.

Tradicionalmente, a explicação deste modelo é feita a partir do processamento inferencial (posição mais alta). As setas que se iniciam das posições mais baixas foram inseridas no modelo para indicar que o processamento da compreensão da sentença passa pelos mesmos níveis. Dessa forma, diante de um estímulo visual, no caso das línguas de sinais, com a recepção de uma sentença sinalizada pela representação articulatória de um indivíduo, o processamento inicial é o *processamento da codificação motora* captada pela visão, que dá entrada no *nível fonético*. Este, por sua vez, inicia o *processamento fonológico* regular, a partir da percepção visual das características fonético-fonológicas da língua de sinais e do seu pareamento com a consciência fonológica presente na competência linguística da pessoa surda. Chega-se então ao nível posicional, que dispara o *processamento sintático e fonológico*, com a análise inicial daquilo que a pessoa surda observou da sentença: suas características lineares e simultâneas, as relações sintáticas entre os sinais, as expressões não

FIGURA 3 — Modelo de processamento de sentenças

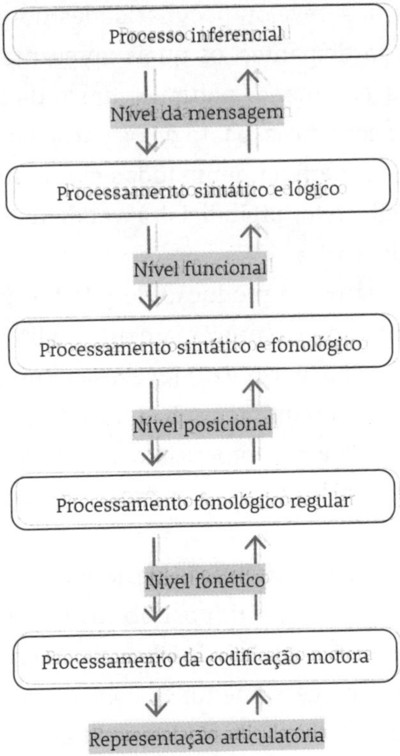

Fonte: Baseado em Garret (1990, p. 176-220).

manuais utilizadas; então, começa a ser feita uma análise implícita dessa estrutura observada, gerando o *nível funcional*. É nesse nível que o processamento da linguagem passa a verificar a lógica das relações sintáticas da frase, realizando o *processamento sintático e lógico* das estruturas observadas, a identificação de possíveis ambiguidades estruturais e os sentidos que a espacialidade permite ou não. Por fim, chega-se ao *nível da mensagem*, com a definição compreendida pelo sujeito e, com o *processamento inferencial*, a compreensão definitiva que o sujeito processou.

A compreensão da sentença ocorre, de forma completa, no nível da mensagem. Quando a pessoa precisa repetir a sentença, o processo inverso vai, por fim, gerar a produção, passando pelos mesmos níveis. Com isso, a memória operacional acaba por exercer um papel importante quando vamos analisar a compreensão de sentenças a partir de um teste de repetição.

Os erros apresentados, portanto, revelam as características desse processamento. O erro de *reestruturação sintática da frase* faz referência ao nível funcional, revelando que as hipóteses de compreensão realizadas entre o processamento sintático e fonológico e o processamento sintático e lógico (que se relaciona à *estrutura profunda*) levaram mais tempo para ocorrer — o que indica que houve esforço para a compreensão daquelas sentenças.

Entre o nível funcional e o posicional ocorrem os erros de alternância morfossintática, relativa à flexão sintática, e de inversão ou deslocamento sintáticos, relativos à ordem das palavras. Problemas de compreensão que geram esses tipos de erro podem estar relacionados a questões sobre compreensão morfossintática, à memória operacional ou a questões de cunho fonológico perceptual. Adam *et al.* (2011, p. 89-90) fazem referência ao impacto da fonologia das línguas de sinais, especialmente dos parâmetros de formação do sinal, na compreensão e produção dessas línguas. Isso inclui a velocidade de sinalização e a precisão na realização dos parâmetros fonológicos.

Omissões e acréscimos de morfemas ou palavras podem sugerir que a compreensão da sentença se sobrepôs à precisão sintática na repetição. O trabalho de Mayberry (1993, p. 1261), conforme a figura 2, mostra as respostas gramaticais, em que a repetição ocorreu exatamente como no estímulo, e as respostas com relações semânticas, mesmo que a frase tenha sido repetida de forma diferente. Isso significa que a pessoa que estava sendo testada compreendeu a sentença, mas não memorizou a ordem correta e os sinais exatos que viu, ou então, não domina a língua o suficiente para manejar as estruturas sintáticas exibidas. Observando o desempenho dos grupos com atraso na aquisição de L1, na mesma figura 2, vemos que o desempenho em relações semânticas foi substancialmente mais baixo do que as respostas gramaticais, o que não é observado nos dois grupos com aquisição típica de L1. Esses dados sugerem que esses grupos não estavam compreendendo as sentenças completamente ou que o atraso na aquisição de L1 pode ter impactado suas funções cognitivas.

Infelizmente, os casos de atraso na aquisição de língua de sinais podem gerar desordens de linguagem, além das desordens adquiridas ou de desenvolvimento a que as pessoas surdas estão sujeitas. Qualquer um dos níveis de processamento da sentença pode ser prejudicado por um dos diversos transtornos de linguagem que acometem as línguas de sinais. Por isso, a avaliação da compreensão e da produção da língua de sinais se torna tão relevante para a comunidade surda e para os profissionais que atuam com ela, seja na área da educação ou da saúde.

Referências

ADAM, R. et al. "Sign language comprehension: insights from misperceptions of different phonological parameters". In: CHANNON, R.; VAN DER HULST, H. (orgs.). *Formational units in sign languages*. Berlin: De Gruyter Mouton, 2011. p. 87-106.

ANATER, G. I. P. *As marcações linguísticas não-manuais na aquisição da Língua de Sinais Brasileira (LSB): um estudo de caso longitudinal*. 161 f. Dissertação (Mestrado em Aquisição e Processamento de Linguagem) — Centro de Comunicação e Expressão, Universidade Federal de Santa Catarina, Florianópolis, 2009. Disponível em: https://repositorio.ufsc.br/xmlui/bitstream/handle/123456789/92684/271472.pdf?sequence=1&isAllowed=y. Acesso em: 16 nov. 2024.

Barbosa, F. V. et al. *Introdução aos estudos da Língua de Sinais Brasileira — Libras*. São Paulo: Memnon, 2022.

Brito, L. *Por uma gramática de língua de sinais*. Rio de Janeiro: Tempo Brasileiro, 1995.

Garrett, M. F. "Levels of processing in sentence production". In: Butterworth, B. (org.). *Language production — Volume 1: Speech and talk*. London: Academic Press, 1980. p. 176-220.

Hauser, P. C. et al. "American Sign Language — Sentence Reproduction Test: Development & Implications". In: Quadros, R. M. de. (org.). *Sign Languages: Spinning and unraveling the past, present and future. TISLR9, forty-five papers and three posters from the 9th Theoretical Issues in Sign Language Research Conference, Florianopolis, Brazil, December 2006*. Petrópolis: Arara Azul, 2008. p. 155-167.

Mayberry, R. I. "First-language acquisition after childhood differs from second- language acquisition: the case of American Sign Language". *Journal of Speech and Hearing Research*, v. 36, n. 6, p. 1258-1270, 1993. DOI: https://doi.org/10.1044/jshr.3606.1258.

Quadros, R. M. de. "As categorias vazias pronominais: uma análise alternativa com base na Libras e reflexos no processo de aquisição". 136 f. Dissertação (Mestrado em Linguística e Letras) — Faculdade de Letras, Pontifícia Universidade Católica do Rio Grande do Sul, Porto Alegre, 1995.

______. "Phrase structure of Brazilian sign language". 279 f. Tese (Doutorado em Linguística e Letras) — Faculdade de Letras, Pontifícia Universidade Católica do Rio Grande do Sul, Porto Alegre, 1999.

Quadros, R. M. de; Karnopp, L. B. *Língua de sinais brasileira — Estudos linguísticos*. Porto Alegre: Artmed, 2004.

Stokoe, W. *Sign and culture — A reader for students of American Sign Language*. Silver Spring: Listok Press, 1960.

Supalla, T. et al. "Reproducing American Sign Language sentences: cognitive scaffolding in working memory". *Frontiers in Psychology*, v. 5, n. 859, p. 1-16, 2014. DOI: https://doi.org/10.3389/fpsyg.2014.00859.

Xavier, A. N., Barbosa, P. A. "Diferentes pronúncias em uma língua não sonora? Um estudo da variação na produção de sinais da Libras". *DELTA — Documentação de Estudos em Linguística Teórica e Aplicada*, v. 30, n. 2, p. 371-413, 2014. DOI: https://doi.org/010/10.1590 445069770367936329-2.

11. Relações entre a compreensão oral e a compreensão leitora

Jaime Zorzi

A comunicação verbal é tão natural, dinâmica e espontânea que, muitas vezes, podemos ser levados a acreditar que ela corresponde a um fenômeno bastante simples. Por um lado, teríamos uma pessoa que, por alguma razão ou função social, dirige-se a outra para expressar sentidos — usando, para tanto, palavras articuladas ou escritas. Por outro lado, teríamos o receptor da mensagem, que, por sua vez, ouvindo ou lendo o que foi dito ou escrito, reconstruiria os significados da mensagem, tal e qual originalmente saíram da cabeça de seu interlocutor.

Esse tipo de concepção, nitidamente reducionista, parece estar presente em muitas situações, sobretudo no contexto escolar. Entre os professores, é muito comum ou frequente ouvirmos afirmações como "Eu já expliquei várias vezes, já me cansei de repetir, mas o aluno não entende", ou recomendações para que o estudante leia o mesmo texto repetidas vezes, para poder "reter" seu conteúdo. Essa concepção de compreensão também parece sustentar a crença de que, se o aluno é capaz de repetir o que ouviu ou leu, ainda que literalmente, é porque "compreendeu" o que foi exposto. Exemplo bastante típico é a tradição escolar denominada "conteudista", na qual muitas vezes se confunde compreensão de texto com capacidade de memorizar e repetir palavras, independentemente de um entendimento mais aprofundado dos sentidos que as palavras carregam. Daí a ideia de que o aluno não aprende porque não "retém" o conteúdo tal e qual foi apresentado.

A compreensão é um aspecto fundamental da comunicação humana e assume destaque de grande importância em situações de aprendizagem — principalmente as de cunho acadêmico, que, em geral, implicam procedimentos que pretendem determinar e avaliar o entendimento do aprendiz. A compreensão, porém, não é algo simples e linear. Existem demandas e graus variáveis de situações que podem facilitar ou dificultar a assimilação de informações. Por exemplo, compreender uma mensagem escrita, que informa o dia e horário de uma consulta médica, é mais simples do que ler e compreender textos que abordam temas ou conceitos complexos e que podem ser pouco familiares, como no caso de artigos sobre biologia, economia ou física. Nossa capacidade de compreensão, portanto, dependerá de uma série de fatores que serão determinantes da extensão e profundidade de entendimento daquilo que ouvimos ou lemos.

A compreensão verbal, dada a dimensão que envolve, pode ser definida como um processo ativo, variável, que demanda o uso de conhecimentos e estratégias diversas para obter e processar as informações que chegam via texto oral ou escrito (Sousa e Costa Pereira, 2021). Nesse sentido, o ato de compreender mobiliza conhecimentos prévios sobre o assunto tratado; requer conhecimentos de natureza linguística que envolvem habilidades fonológicas, ortográficas e morfossintáticas. Deve ser ressaltado o papel do léxico, ou vocabulário, cuja extensão e profundidade permitirá entender palavras familiares e novas, assimilando-as a redes semânticas complexas e interligadas, fato que permite a realização de inferências e a reconstrução de sentidos.

Mais do que falar em compreensão de palavras propriamente ditas, podemos falar em compreensão de textos, fato que requer conhecimentos sobre os mais diversos gêneros textuais, orais e escritos, os quais permitem compreender a função do texto em questão e o modo como a informação é estruturada. Também se faz necessário diferenciar, entre todas as informações que chegam, aquelas que são mais relevantes e pertinentes para que os sentidos possam ser reconstituídos. A compreensão também implica reflexão ou monitoramento a fim de buscar coerência entre as informações novas e os conhecimentos prévios.

Aspectos não verbais da comunicação, que caracterizam a prosódia, também têm forte impacto na construção de sentidos. Cabe a esses elementos agregar significados ligados às emoções nas mensagens e integrá-los ao conjunto de elementos linguísticos expressos pela sintaxe, morfologia, fonética e semântica (Guimarães, Hickmann e Fussek, 2016).

As habilidades de compreensão têm início precoce. Elas evoluem com o desenvolvimento da linguagem oral e tendem a se tornar cada vez mais consistentes na medida em que a criança amplia sua experiência de mundo, seu repertório cognitivo, linguístico e suas competências interativas e sociais. Essas habilidades, por sua vez, serão também de suma importância quando a criança estiver aprendendo a ler e escrever, pois exercerão forte influência em suas possibilidades de ser alfabetizada, adquirir fluência em leitura e produzir e compreender textos escritos.

Este capítulo tem como objetivo analisar aspectos envolvidos na compreensão oral e escrita, buscando explicitar relações e imbricamentos existentes entre essas duas modalidades de comunicação. Considerando que o papel dos profissionais ligados às áreas da saúde e da educação é o de promover aprendizagens e garantir a formação de novos conhecimentos, faz-se necessário refletir sobre o processo de compreensão da linguagem, visto que ele se constitui como elemento central nos contextos de ensino e aprendizagem.

Influências da compreensão oral sobre a compreensão escrita

Aprender a ler e escrever é, sem dúvida, fundamental para garantir o processo de escolarização. Déficits que comprometam o domínio dessas competências trarão, como consequência, prejuízos na aprendizagem e limitarão o sucesso escolar. A alfabetização corresponde ao processo destinado a promover essa aprendizagem e, embora diga respeito à aquisição inicial da leitura e da escrita, está diretamente relacionada com a linguagem oral, notadamente nas escritas de natureza alfabética, nas quais as letras são empregadas para representar os sons da fala.

Confirmando essa continuidade e dependência entre oralidade e escrita, há um conjunto de habilidades linguísticas orais presentes na linguagem das crianças por ocasião do início da alfabetização que têm sido apontadas como preditoras efetivas do sucesso na aprendizagem e consolidação da leitura e da escrita: a extensão do vocabulário receptivo e expressivo; o conhecimento morfossintático, que permite usar regras para formar palavras e combiná-las em frases; a consciência fonológica, que envolve habilidades para analisar e manipular os constituintes sonoros das palavras no nível das sílabas e dos fonemas; e o reconhecimento e nomeação rápida de letras, dígitos e cores (Snowling e Hulme, 2011; Lervåg *et al.*, 2018).

Dois aspectos fundamentais têm sido apontados em estudos sobre o desenvolvimento da leitura: decodificação e compreensão oral (Soares, Lousada e Ramalho, 2021). No que diz respeito à decodificação, observa-se, por um lado, a ocorrência de recursos envolvendo habilidades para converter as letras impressas em unidades lexicais, o que depende do conhecimento de regras de conversão fonema-grafema. Esse procedimento, denominado rota fonológica, permite acessar, no léxico mental, a representação fonológica de palavras não familiares, do ponto de vista de sua forma gráfica, e seus significados. A segunda estratégia de decodificação depende da formação de representações ortográficas das palavras escritas, as quais permitirão o reconhecimento e o acesso ao significado de palavras já conhecidas de modo mais direto. Essa estratégia, denominada rota lexical ou via direta de leitura, não necessita de mediação fonológica, facilitando, dessa forma, o reconhecimento mais rápido e preciso das palavras, com efeitos positivos sobre a fluência leitora.

O segundo aspecto envolvido na leitura diz respeito à dependência da compreensão oral. Definida como competência para construir significados a partir de frases, textos ou discursos, utilizando informações morfossintáticas, fonológicas, lexicais e semânticas, a compreensão oral é de suma importância para a aquisição de novos conhecimentos e situações de aprendizagem, de modo geral.

De acordo com essa perspectiva, os déficits de leitura podem resultar de limitações tanto no nível da decodificação quanto no da compreensão. Os déficits de decodificação, caracterizados principalmente por dificuldades fonológicas, tendem a se manifestar nas etapas mais iniciais da aprendizagem. As dificuldades de compreensão, por sua vez, podem ganhar maior visibilidade em séries mais avançadas, na medida em que são apresentados textos com temas e estruturas mais complexos, acompanhados de consequente aumento de exigências sobre o nível de entendimento (Nation e Norbury, 2005).

No campo dos transtornos da aprendizagem, a dislexia tem sido considerada um caso típico de déficit no nível da decodificação, sem comprometimentos significativos da compreensão oral. Nesse caso, a compreensão leitora pode ser prejudicada devido a falhas no processo de decodificação, como lentidão para a leitura, substituição de palavras, hesitações e dificuldade de associação fonema-grafema. Ocorrências dessa natureza, ligadas à fluência leitora, podem impactar o entendimento adequado dos textos lidos. Contrariamente, podem ser observados casos nos quais a decodificação está mais preservada, havendo limitações ou déficits na compreensão, o que caracteriza o perfil do chamado "leitor pobre". Também é possível encontrar um padrão misto de dificuldades, que se manifesta por déficits de decodificação e compreensão associados (Soares, Lousada e Ramalho, 2021).

Variações no tom e na intensidade da voz, na entonação, nas pausas e no ritmo da fala expressam aspectos prosódicos da comunicação e carregam conteúdos de ordem emocional, que, somados aos aspectos linguísticos propriamente ditos, permeiam a efetividade da comunicação. Uma diferenciação entre prosódia linguística e emocional tem sido apontada. Mais especificamente, a prosódia linguística estaria ligada à ênfase e acentuação das palavras, servindo também para diferenciar orações declarativas, exclamativas ou interrogativas. Por outro lado, a prosódia emocional manifestaria, por meio de variações da voz, estados afetivos como alegria, raiva, tristeza, decepção e demais sentimentos, carregando, dessa forma, informações que vão muito além do que o significado das palavras, em si, pode representar (Joanette, Goulet e Hannequin, 1996).

Como tem sido destacado, habilidades prosódicas desempenham papel relevante na compreensão da linguagem oral e, de acordo com vários autores, também podem influenciar o entendimento de textos escritos, sendo fundamentais para garantir efetividade nesse processo de compreensão (Kuhn e Stahl, 2003; Breznitz, 2006). Uma via de duplo sentido tem sido observada nas relações entre prosódia e compreensão. Por um lado, a prosódia desempenharia papel mediador entre a velocidade de decodificação (identificação ou reconhecimento das palavras escritas) e o entendimento do texto. Ou seja, na medida em que o leitor adquire habilidades automatizadas de decodificação, tem condições de focar sua atenção em funções mais superiores de leitura, como é o caso da prosódia, quando está realizando leituras orais.

Por outro lado, a prosódia poderia ser vista como resultado de boa compreensão e facilidade de decodificação, indicando que a leitura compreensiva prediz leituras com prosódia adequada (Schwanenflugel *et al.*, 2004). Outros estudos caminham na mesma direção, apontando que relações entre sintaxe e entonação propiciam o acesso ao significado de textos escritos (Alves *et al.*, 2006; Alves, 2007). Os resultados indicam que a prosódia facilita o acesso ao significado da leitura da mesma forma que, inversamente, habilidades de compreensão interferem de maneira favorável no desempenho prosódico.

Enquanto na linguagem oral a prosódia está naturalmente presente, fazendo parte das emissões sonoras, o mesmo não ocorre na forma escrita. Para tanto, há necessidade do uso de marcadores gráficos (Guimarães, Hickmann e Fussek, 2016). Os sinais usados na pontuação assumem, graficamente, o papel de marcadores prosódicos. São esses marcadores gráficos, nem sempre apropriadamente conhecidos ou dominados pelos leitores, que permitem reconhecer as características da fala e identificar aspectos prosódicos como tonalidade, volume e ritmo.

Variações entre compreensão oral e escrita

Apesar das relações existentes, diferenças significativas têm sido apontadas entre a compreensão oral e a escrita ao se considerar a natureza de cada uma dessas formas de linguagem (Kato, 1986). Um desses diferenciadores diz respeito ao fato de que o texto escrito, dada a sua possibilidade de permanência por tempo mais prolongado do que a fala em situação espontânea de diálogo, permite ao leitor regular a velocidade do processamento da informação. Dessa forma, o leitor pode interagir com o escrito a partir de seu ritmo individual de leitura e das características do texto que tem em mãos, sem que haja pressão da interação ou da velocidade de produção de fala do interlocutor. Graças a esse fato, o leitor, na medida em que percebe que não compreendeu algo, pode ativar estratégias de monitoramento, refletir sobre sua falha e voltar atrás, procurando corrigir a compreensão.

As experiências vividas com a linguagem devem ser igualmente consideradas. Situações em que a criança participa ouvindo e contando histórias ou relatando casos têm impacto mais relevante na aprendizagem da leitura e da escrita do que a participação em conversações que apresentam predominância de turnos curtos e rápidos.

Nessa etapa inicial do desenvolvimento pré-escolar, tendem a prevalecer situações de comunicação contextualizadas, nas quais a criança fica limitada a ouvir e participar de interações verbais espontâneas, sendo uma atitude comum, por parte dos interlocutores, usar procedimentos de facilitação da compreensão. Contrariamente, os textos didáticos que a criança encontrará mais tarde demandarão familiaridade com outros tipos de linguagem, que caracterizam diferentes gêneros textuais e independem do contexto imediato.

A diversidade de padrões gramaticais e lexicais entre o oral e o escrito é uma fonte importante de dificuldades de compreensão de textos lidos (Halliday, 2009), as quais se manifestam em níveis variados envolvendo aspectos enunciativos, morfológicos, sintáticos e de vocabulário. As características típicas dos textos escritos, em especial aqueles de natureza escolar, são frequentemente apontadas como causa dos déficits em leitura, que podem abarcar desde falhas na decodificação até dificuldades por restrições de vocabulário ou limitações para assimilar informações novas aos conhecimentos anteriormente adquiridos, de modo a integrá-las em redes conceituais já constituídas.

Dado o papel ativo do leitor, que implica sua motivação, objetivos, competências linguísticas, cognitivas e experiências de vida, pode-se esperar que um mesmo texto seja compreendido de maneiras variadas e com distintos graus de profundidade. Esses fatores são determinantes para realizar o processamento de palavras e enunciados, estabelecer relações entre as proposições explicitamente colocadas e aquelas que são implícitas, identificar sentidos locais e relacioná-los com a significação global, o que permite recriar significações que o texto possa conter (Sousa e Costa Pereira, 2021).

A qualidade da leitura pode ser medida pelo grau de compreensão alcançado pelo leitor. Para que seja otimizada, depende de processos metacognitivos, que envolvem a capacidade de, conscientemente, planejar a leitura, estabelecer objetivos e monitorar o percurso que ela toma, de acordo com as dificuldades que possam surgir. A leitura demanda, portanto, habilidades ligadas à função executiva, que possibilitam refletir sobre o curso da compreensão a fim de avaliar se os significados que vão sendo progressivamente criados se mostram coerentes e, quando necessário, promover mudanças e correções. Enfim, o leitor precisa desenvolver competências que permitam avaliar as situações em que falhas ocorrem, assim como pensar nas estratégias que precisam ser aplicadas para garantir a compreensão.

Têm sido apontados diferentes tipos de compreensão (Viana *et al.*, 2012): literal; inferencial; crítica e apreciativa. Na compreensão literal, são identificados aspectos claramente expostos pelo texto, como personagens, características, tempo e espaço, emoções, motivações explícitas de personagens e causas evidentes de fenômenos. Os leitores com esse perfil conseguem, em geral, identificar trechos que carregam a informação solicitada.

A compreensão pode ser considerada inferencial quando o leitor abstrai relações e razões que não estão explícitas no texto. Conhecimentos prévios são relacionados com informações contidas no texto; hipóteses e conclusões podem ser elaboradas; a motivação de personagens pode ser justificada, assim como surgem suposições sobre a causa de certos acontecimentos e as consequências de certas escolhas.

A compreensão é considerada como crítica quando o leitor é capaz de formular juízos sobre o texto lido, fundamentando seus argumentos. É capaz de avaliar o escrito considerando suas experiências de leitura; o conhecimento de mundo que possui; a comparação com outras fontes de leitura; e consegue identificar a diferença entre fatos e opiniões e julgar se as fontes de onde as informações provêm são confiáveis ou não.

A compreensão denominada apreciativa engloba os demais níveis e se caracteriza pelo fato de o leitor ser capaz de responder por si mesmo ao conteúdo do texto, verbalizando interesse ou desinteresse. O leitor também se torna capaz de manifestar opiniões sobre a forma ou linguagem utilizada no texto e expor verbalmente suas opiniões sobre os personagens. Esse grau de proficiência leitora permite identificar as ideias centrais dos textos, deduzir o significado de palavras desconhecidas com apoio do contexto, clarificar o sentido de frases e dar-se conta das possíveis falhas de compreensão.

A ação da linguagem escrita sobre a oral: a fala letrada

Ao analisar relações entre a linguagem falada e a escrita, Kato (1986) aponta que, nas etapas iniciais de alfabetização, a escrita tende, de modo parcial, a representar a fala. Posteriormente, nas etapas mais avançadas, é a fala que tenderá a manifestar influências da escrita. Esse movimento pode ser ilustrado por uma sequência determinada, que tem início com o que a autora denomina "Fala 1", que corresponde à fala espontânea da etapa de pré-letramento, a qual antecede a alfabetização propriamente dita. É esse padrão de fala que tende a influenciar a aprendizagem inicial da leitura e da escrita, ou "Escrita 1", o que resulta em produções com forte influência da oralidade em todos os níveis: morfossintático, lexical e fonológico/ortográfico.

Com o decorrer do processo de escolarização, caso ele propicie práticas leitoras e de produção de textos cada vez mais sistemáticas, a escrita tenderá a ganhar maior autonomia em relação à fala, na medida em que são demandados usos e regras que caracterizam a linguagem padrão ou norma culta, típicas da escrita. Consequentemente, começa a surgir o que foi denominado "Escrita 2", a qual, por sua vez, tenderá a provocar mudanças nos moldes da oralidade, o que caracterizará a "Fala 2", ou seja, a linguagem falada modificada pelo letramento, com forte influência dos padrões da linguagem escrita, ou da norma culta.

A linguagem oral idealizada — produzida de acordo com os preceitos da norma padrão ou culta, considerada como aquela que deveria ser a correta — nem sempre é vista a partir da dinâmica de reciprocidades entre a oralidade e a escrita. Essa modalidade de linguagem oral, tida como ideal, muitas vezes tem sido concebida erroneamente, como se ela fosse o ponto de partida necessário para um bom domínio da linguagem escrita, e não o resultado de um processo educacional bem-sucedido, capaz de promover, ao longo do tempo, transformações significativas na linguagem falada, graças à consolidação dos conhecimentos linguísticos adquiridos via linguagem escrita.

Esse movimento, caracterizado por mudanças linguísticas interdependentes (Kato, 1986), desperta uma série de reflexões pertinentes ao tema que estamos discutindo e que nos remetem a questões ligadas às diferenças de caráter linguístico, social, econômico e educacional encontradas entre as crianças quando iniciam a alfabetização. Podemos nos perguntar se a chamada "Fala 1" é a mesma para todas elas, ou seja, se todas as crianças teriam uma fala regida por características gramaticais típicas da oralidade propriamente dita. A resposta, seguramente, é a de que não haverá homogeneidade e serão encontradas grandes diferenças entre as experiências linguísticas dessas crianças, devidas a distintas condições de vida, as quais podem, em maior ou menor grau, favorecer o desenvolvimento mais otimizado da linguagem.

A linguagem oral é marcada pela diversidade. Fatores históricos, regionais, sociais, educacionais, culturais e econômicos determinam essas diferenças. Por essa razão, não existem línguas homogêneas, mas sim um conjunto de variações que caracterizam a presença de muitos dialetos ou variantes. Muitas são as possibilidades de realização de uma mesma língua, com diferenças de vocabulário, pronúncia e elaboração sintática. Algumas dessas variações podem estar mais próximas da chamada norma culta, outras mais distantes. A ideia bastante presente de que existe uma "fala correta" ou "fala ideal", em oposição a uma "fala incorreta" ou com "vícios de linguagem", reflete preconceitos que atribuem prestígio ou desprestígio para cada uma dessas variantes.

A linguagem oral é adquirida, naturalmente, a partir da interação da criança com o meio social, cujas relações são mediadas pela fala. Interagindo com as pessoas, a criança desenvolve habilidades pragmáticas e linguísticas gerais, que envolvem aspectos semânticos, lexicais, morfossintáticos, fonológicos e prosódicos, de acordo com a variante linguística usada pelo meio social no qual ela está inserida.

Esse conjunto de competências determinará seu desempenho em compreensão e expressão. Esse ambiente inicial seria caracterizado pela "Fala 1". Contudo, podemos imaginar dois tipos de situações: uma relativa a famílias com alto grau de letramento, graças a uma série de condições sociais e níveis mais elevados de escolaridade, e outra relativa a famílias com baixo grau de escolaridade e uso restrito ou limitado da linguagem escrita.

Podemos afirmar que as crianças que vivem situação familiar de grau mais elevado de letramento estão em vantagem desde muito cedo, na medida em que, embora expostas à linguagem oral, essa oralidade já é, em si, a "Fala 2". Ou seja, a fala de seus pais — assim como do ambiente social no qual estão inseridas — é fortemente influenciada por padrões da escrita. Portanto, essas crianças, a princípio, estão desenvolvendo linguagem oral que podemos chamar de letrada, e estarão em grande vantagem, quando forem alfabetizadas, em relação àquelas que vivem ambientes distintos, nos quais a linguagem oral não tem essa influência do letramento. Podemos esperar, nesse segundo caso, que essas crianças apresentem uma "Escrita 1" com influências muito mais marcadas por características da linguagem oral do que aquelas originárias de ambientes considerados mais letrados, expostas sistematicamente à "Fala 2".

Diferenças desse gênero poderão ser observadas não somente na produção escrita mas também na compreensão de textos. Crianças que cresceram em ambientes com "fala letrada" tendem a apresentar habilidades linguísticas que lhes possibilitam interagir efetivamente com os textos escritos — em geral, redigidos seguindo princípios da norma culta, com a qual já estão bastante familiarizadas. Contrariamente, aquelas crianças que, por condições de vida distintas, apresentam uma linguagem falada fortemente marcada por padrões típicos da oralidade, podem, desde as fases iniciais de escolarização, encontrar barreiras linguísticas que comprometem a compreensão leitora, a aprendizagem e, consequentemente, o sucesso escolar.

Questões dessa natureza nos remetem ao acesso à educação infantil e ao papel que essa etapa educacional deve ter no desenvolvimento da linguagem, de modo que diferenças como as que aqui foram apontadas possam ser eliminadas ou diminuídas. Cabe à educação infantil compreender o que é o desenvolvimento da comunicação verbal em todos os seus aspectos, em todas as suas variações, e qual o impacto que ela produz na aprendizagem de modo geral e, em particular, no processo de aquisição da língua escrita. Esse é um conhecimento fundamental para que os educadores possam planejar e levar a cabo programas pedagógicos eficazes, com grande ênfase no desenvolvimento de habilidades linguísticas, em especial aquelas que se mostram determinantes para o sucesso da alfabetização e para a aprendizagem otimizada da leitura e da escrita. O sucesso da educação depende de capacidades linguísticas que podem e devem ser abordadas de forma sistemática e explícita, desde a mais tenra idade.

Considerações finais

Este capítulo teve como objetivo explorar uma série de relações observadas entre a compreensão oral e a compreensão escrita. Muitas são as evidências que demonstram a influência inicial da linguagem oral sobre a linguagem escrita, tanto na compreensão quanto na expressão.

Porém, as habilidades da linguagem oral não são suficientes para dar conta das demandas linguísticas e cognitivas que a compreensão leitora requer, considerando-se a variedade de gêneros textuais, a diversidade de situações nas quais são empregados e a complexidade estrutural e semântica de cada um deles. A linguagem encontrada nos textos escritos, de modo geral, não é a mesma que predomina na oralidade. Novas competências precisarão ser desenvolvidas, de maneira progressiva, à medida que a criança se torne leitora e possa interagir, sistematicamente, com textos escritos variados.

De uma maneira integrada, que nos ajuda a fazer uma síntese de aspectos até aqui abordados, podemos encontrar no modelo de leitura proposto por Duke e Cartwright (2021) três áreas de competências, reguladas pela função executiva, necessárias para que se obtenham leituras efetivamente compreensivas: reconhecimento de palavras; compreensão de linguagem e processos de ligação entre a decodificação e a compreensão.

Nesse modelo, as habilidades de consciência fonológica, de conhecimento do princípio alfabético, de correspondência fonema-grafema, de decodificação e reconhecimento mais amplo das palavras correspondem a competências básicas ligadas ao reconhecimento das palavras. Como habilidades que promovem processos de ligação entre as habilidades de base e as superiores, estão o conhecimento das letras, a fluência leitora, o vocabulário, a consciência morfossintática e a flexibilidade na correspondência fonema-grafema. No campo da compreensão de linguagem, encontram-se aspectos como: fatores culturais e experiências de vida; conhecimentos a respeito dos gêneros textuais; raciocínio verbal; e teoria da mente. Para que esse conjunto de conhecimentos se integre e resulte em compreensão mais aprofundada, entra em cena a função executiva, a qual regula a motivação, o engajamento, questões de memória e atenção, monitoramento e o uso de estratégias de interação com o texto.

Temos, portanto, de maneira muito clara, e com base em evidências científicas, elementos que nos permitem entender o que é compreensão leitora, os vários níveis de compreensão, suas relações com a oralidade, as diferenças individuais determinando diversidade de entendimentos e o vasto conjunto de competências que devem ser explícita e sistematicamente trabalhadas no desenrolar dos anos escolares, desde a educação infantil. Em síntese, não faltam conhecimentos que impeçam que propostas educacionais sejam planejadas e implementadas para garantir que se formem bons leitores, com competências básicas para ler e efetivamente compreender em níveis mais aprofundados. Para finalizar, precisamos refletir sobre a realidade da educação brasileira e nos perguntarmos se ela, de modo geral, dá conta de formar estudantes capazes de ler e compreender textos.

O Programa Internacional de Avaliação de Estudantes (Pisa) é uma prova aplicada atualmente em 81 países e que tem por objetivo avaliar o desempenho de alunos de 15 anos de idade que estudam em escolas públicas e particulares, nas áreas de matemática, leitura e ciências. Sob a coordenação da Organização para Cooperação e Desenvolvimento Econômico (OCDE), a avaliação é realizada a cada 3 anos. O Brasil participa desde a primeira edição, em 2000.

Os resultados obtidos pelo Brasil na última avaliação do Pisa, em 2022, revelam que o país, repetindo o que ocorreu nas avaliações anteriores, continua na parte inferior do *ranking*, com notas muito abaixo das médias registradas pelos países da OCDE. O desempenho, nas três áreas, coloca nossos estudantes abaixo do nível considerado como mínimo para o exercício pleno da cidadania (Brasil, 2023).

Em matemática, o Brasil ficou no 65º lugar, sendo que 73% dos estudantes não atingiram o nível considerado básico. Em leitura, o Brasil se colocou na 52ª posição, com um total de 50% dos estudantes brasileiros que não conseguiram alcançar o nível básico em compreensão. Em ciências, ficamos posicionados em 62º lugar: 55% não atingiram o nível básico de conhecimentos. Apenas 1% dos estudantes atingiram o nível 5 e nenhum alcançou o nível máximo de proficiência.

Esses dados, que evidenciam gravíssimos problemas educacionais, não são novidade. Como tem ocorrido sistematicamente ao longo desse ciclo de avaliações, os resultados de 2022 demonstram, com muita clareza, que continua existindo um déficit muito grande na educação brasileira, que não consegue formar a maior parte de seus alunos com graus mínimos de competência em áreas básicas envolvendo a vida acadêmica, pessoal e social, todas elas dependentes da capacidade de compreensão leitora. Diante dessa realidade, como se pode pensar o papel da escola, cuja função principal, definida constitucionalmente, é a de promover o exercício pleno da cidadania?

Desenvolver competências comunicativas orais e escritas é papel fundamental da escola. Essas competências é que possibilitarão o acesso a conhecimentos consolidados de forma mais efetiva. Se acreditarmos que o importante na escola é ensinar conteúdos, exigindo dos alunos compreensão apenas no nível literal — o mais elementar de todos, e que demanda mais capacidade de memória do que de entendimento propriamente dito —, não teremos mudanças nesse perfil do estudante brasileiro.

O foco deve ser outro: desenvolver competências e estratégias leitoras que ensinem a interagir com os textos em níveis profundos. Portanto, a escola, mais do que se preocupar em ensinar matérias ou conteúdos, deve ter a função de ensinar a pensar sobre o texto, deve ampliar o repertório de habilidades que levem a níveis de abstração e reflexão eficazes, que conduzam o aluno a níveis de entendimento mais elevados, como o inferencial, o crítico e o apreciativo. Desenvolver essas competências poderá alterar, em muito, a qualidade dos conteúdos que se deseja que os alunos aprendam e garantir, como se pretende, condições necessárias para o exercício pleno da cidadania.

Referências

ALVES, L. M. et al. "Aspectos temporais e entonativos na leitura e compreensão de crianças com transtorno de aprendizagem". *Revista da*

Sociedade Brasileira de Fonoaudiologia, São Paulo, v. 11, n. 3, p. 151--157, 2006.

Alves, L. M. *A prosódia na leitura da criança disléxica*. 283 f. Tese (Doutorado em Letras) — Faculdade de Letras, Universidade Federal de Minas Gerais, Belo Horizonte, 2007. Disponível em: http://www.leffa.pro.br/tela4/Textos/Textos/Teses/Luciana_Alves.pdf. Acesso em: 16 nov. 2024.

Brasil. Ministério da Educação. *Divulgados resultados do Brasil no Pisa 2022*. Brasília: Ministério da Educação, 5. dez. 2023. Disponível em: https://www.gov.br/mec/pt-br/assuntos/noticias/2023/dezembro/divulgados-os-resultados-do-pisa-2022. Acesso em: 16 nov. 2024.

Breznitz, Z. *Fluency in reading — Synchronization of processes*. Mahwah: Lawrence Erlbaum Associates, 2006.

Duke, N. K.; Cartwright, K. B. "The science of reading progresses: communicating advances beyond the simple view of reading". *Reading Research Quarterly*, v. 56, n. 1, p. 25-44, 2021. DOI: https://doi.org/10.1002/rrq.411.

Guimarães, S. R. K.; Hickmann, A. A.; Fussek, M. S. "Influência de aspectos prosódicos na compreensão da linguagem oral e da leitura". Linhas Críticas, v. 22, n. 47, p. 170-188, 2016. DOI: https://doi.org/10.26512/lc.v22i47.4811.

Halliday, M. A. K. "Differences between spoken and written language: some implications for literacy teaching". In: Webster, J. (org.). *Language and education*. London: Bloomsbury, 2009. p. 63-80.

Joanette, Y.; Goulet, P.; Hannequin, D. "Déficits de comunicação verbal por lesão no HD". In: Nitrini, R. (org.). *Neuropsicologia — Das bases anatômicas à reabilitação*. São Paulo: FMUSP, 1996. p. 203-214.

Kato, M. A. *No mundo da escrita — Urna perspectiva psicolinguística*. São Paulo: Ática, 1986.

Kuhn, M. R.; Stahl, S. A. "Fluency: a review of developmental and remedial practices". *Journal of Educational Psychology*, v. 95, n. 1, p. 3-21, 2003. DOI: https://doi.org/10.1037/0022-0663.95.1.3.

LERVÅG, A.; HULME, C.; MELBY-LERVÅG, M. "Unpicking the developmental relationship between oral language skills and reading comprehension: It's simple, but complex". *Child Development,* v. 89, n. 5, p. 1821-1838, 2018. DOI: https://doi.org/10.1111/cdev.12861.

NATION, K.; NORBURY, C. F. "Why reading comprehension fails: insights from developmental disorders". *Topics in Language Disorders,* v. 25, n. 1, p. 21-32, 2005. DOI: https://doi.org/10.1097/00011363-200501000-00004.

SCHWANENFLUGEL, P. J. et al. "Becoming a fluent reader: reading skill and prosodic features in the oral reading of young readers". *Journal of Educational Psychology*, v. 96, n. 1, p. 119-129, 2004. DOI: https://doi.org/10.1037/0022-0663.96.1.119.

SNOWLING, M. J.; HULME, C. "Interventions for children's language and literacy difficulties". International Journal of Disorders of Language & Communication, v. 47, n. 1, p. 27-34, 2012. DOI: https://doi.org/10.1111/j.1460-6984.2011.00081.x.

SOARES, A. P.; LOUSADA, M; RAMALHO, M. "Perturbação do Desenvolvimento da Linguagem (PDL): terminologia, caracterização e implicações para os processos de alfabetização". In: ALVES, R.; LEITE, I. (orgs.). *Alfabetização baseada na ciência — Manual do Curso ABC.* Coordenado por Carlos Francisco de Paula Nadalim. Brasília: Ministério da Educação (MEC); Coordenação de Aperfeiçoamento de Pessoal de Nível Superior (Capes), 2021. p. 441-471. Disponível em https://alfabetizacao.mec.gov.br/images/pdf/manual_do_curso_abc.PDF. Acesso em: 6 nov. 2024.

SOUSA, O.; COSTA PEREIRA, T. "Compreensão na leitura: investigação e ensino". In: ALVES, R.; LEITE, I. (orgs.). *Alfabetização baseada na ciência — Manual do curso ABC.* Coordenado por Carlos Francisco de Paula Nadalim. Brasília: Ministério da Educação (MEC); Coordenação de Aperfeiçoamento de Pessoal de Nível Superior (Capes), 2021. p. 361-377. Disponível em: https://alfabetizacao.mec.gov.br/images/pdf/manual_do_curso_abc.PDF. Acesso em: 6 nov. 2024.

VIANA, F. L., RIBEIRO, I., SANTOS, S. C.; CADIME, I. "Aprender a compreender: da teoria à prática pedagógica". *Exedra*, p. 447-465, dez. 2012. Disponível em: https://hdl.handle.net/1822/34996. Acesso em: 16 nov. 2024.

Os autores

Ana Paula Berberian

Fonoaudióloga, com pós-doutorado pelo Programa de Pós-Graduação em Letras da Universidade Federal do Paraná (UFPR). Doutora em História e mestre em Distúrbios da Comunicação pela Pontifícia Universidade Católica de São Paulo (PUC-SP). Docente do curso de Graduação em Fonoaudiologia e do Programa de Pós-Graduação em Saúde da Comunicação Humana da Universidade Tuiuti do Paraná (UTP). Líder do grupo de pesquisa intitulado "Núcleo de Pesquisas Fonoaudiológicas em Linguagem" (CNPq) e coordenadora da linha de pesquisa, vinculada à UTP, "Promoção da linguagem nos contextos da saúde e da educação". Participa como membro da Comissão Assessora em Educação Especial e Atendimento Especializado, do Instituto Nacional de Estudos e Pesquisas Educacionais Anísio Teixeira (Inep).

E-mail: ana.berberian@utp.br

Ana Paula Couceiro Figueira

Professora auxiliar na Faculdade de Psicologia e de Ciências da Educação da Universidade de Coimbra (FPCE/UC). Tem doutoramento, mestrado e licenciatura em Psicologia pela Universidade de Coimbra. Sua área de especialização é a psicologia da educação. Concluiu o curso de Educadores de Infância, pela Escola Normal de Educadores de Infância de Coimbra. Atualmente, realiza tarefas de pós-doutoramento na Universidade de Salamanca, sob o projeto: "Estereótipos, preconceitos: como avaliar e intervir". Pertence ao grupo de investigação CEIS20.

E-mail: apcouceiro@fpce.uc.pt

Ana Paula Santana

Fonoaudióloga. Especialista em Linguagem pelo Conselho Federal de Fonoaudiologia. Mestre e doutora em Linguística (área de neurolinguística) pela Universidade Estadual de Campinas (Unicamp). Realizou estágio pós-doutoral na Universidade de Versalhes Saint-Quentin-en-Yvelines (História Cultural) e na Universidade de Coimbra (Psicologia e Ciências da Educação). Professora associada do Departamento de Fonoaudiologia, do Programa de Pós-Graduação em Linguística e do Programa de Pós-Graduação em Fonoaudiologia da Universidade Federal de Santa Catarina (UFSC). Coordenadora do Grupo de Estudos em Linguagem, Cultura e Educação (Gelce)/CNPq.

Email: ana.santana@ufsc.br

Débora Deliberato

Professora visitante no Programa de Pós-Graduação em Educação Especial no Centro de Educação da Universidade Federal do Rio Grande do Norte (UFRN). Bolsista de produtividade em pesquisa do CNPq. Livre-docente na área da comunicação alternativa pela Faculdade de Filosofia e Ciências da Universidade Estadual Paulista Júlio de Mesquita Filho (Unesp), em Marília (SP), com pós-doutorado em Educação pela Universidade do Estado do Rio de Janeiro (Uerj), doutorado em Ciências Médicas pela Universidade Estadual de Campinas (Unicamp), mestrado em Letras (Semiótica e Linguística Geral) pela Universidade de São Paulo (USP) e graduação em Fonoaudiologia pela Escola Paulista de Medicina, da Universidade Federal de São Paulo (EPM/Unifesp). Docente aposentada do Programa de Pós-Graduação em Educação da Faculdade de Filosofia e Ciências da Unesp-Marília. Coordenadora do Comitê Científico de Comunicação Suplementar e Alternativa da Sociedade Brasileira de Fonoaudiologia (2006-2007; 2008-2009; 2010-2011; 2020-2022). Membro do comitê científico da International Society for Augmentative and Alternative Communication. Membro do projeto internacional "Aided language skills in children aged 5-15 years: a multisite and crosscultural investigation", liderado pelo prof. dr. Stephen von Tetzchner (Universidade de Oslo), com a participação de 16 países e três universidades públicas brasileiras. Líder do grupo de pesquisa "Comunicação Alternativa e Tecnologia Assistiva para a Aprendizagem nos Contextos diversos" (CATAAC), do Centro de Educação da UFRN. Membro do grupo de pesquisa "Deficiências Físicas e Sensoriais", da Unesp-Marília. Membro da Comissão Assessora em Educação Especial e Atendimento Especializado em Exames e Avaliações da Educação Básica do Instituto Nacional de Estudos e Pesquisas Educacionais Anísio Teixeira (CAES/Inep). Tem experiência na área de educação especial e inclusiva e na área de fonoaudiologia, atuando principalmente no contexto da comunicação suplementar e alternativa, tecnologia assistiva, formação de profissionais da educação e da saúde no processo inclusivo do aluno com deficiência.

E-mail: debora.deliberato@ufrn.br

Felipe Venâncio Barbosa

Tem graduação em Fonoaudiologia pela Faculdade de Medicina da Universidade de São Paulo (USP), especialização em Ativação de Processos de Mudança no Ensino Superior de Profissionais da Saúde pela Fundação Oswaldo Cruz e doutorado direto em Ciências da Reabilitação pela Faculdade de Medicina da USP. Realizou pós-doutorado no Deafness, Cognition and Language Centre (DCAL) da University College London. Atualmente, é professor doutor do Departamento de Linguística da USP, sendo responsável pelo grupo de pesquisa em Língua de Sinais e Cognição (Lisco). Tem atuação voltada à surdez e à Língua de Sinais Brasileira (Libras), com ênfase nos estudos em Linguística Clínica.

E-mail: felipebarbosa@usp.br

Ivonaldo Leidson Barbosa Lima

Graduado em Fonoaudiologia. Doutor em Linguística pela Universidade Federal da Paraíba (UFPB). Especialização em Neurociências e em

Afasias e Demências. Especialista em Linguagem e em Neuropsicologia pelo Conselho Federal de Fonoaudiologia (CFFa). Atualmente, é professor adjunto A do Departamento de Fonoaudiologia da Universidade Federal do Rio Grande do Norte (UFRN), na área de Linguagem Adulto. É líder do grupo de pesquisa Linatec — Estudos em Linguagem Adulto e Tecnologia, vinculado à UFRN. Membro do Conselho Administrativo da Sociedade Brasileira de Fonoaudiologia (SBFa). Pesquisador do Laboratório de Aquisição da Fala e da Escrita (Lafe), vinculado à UFPB. Tem experiência clínica e também em ensino, pesquisa e extensão na área de Linguagem, atuando principalmente nos seguintes temas: trissomia do 21; interface entre linguagem e cognição no envelhecimento; e atuação em linguagem nas lesões neurológicas adquiridas em adultos e idosos.

E-mail: ivonaldoleidson@gmail.com

Jaime Zorzi

Fonoaudiólogo, doutor em Educação, pós-doutor em Educação, diretor do Cefac — Saúde e Educação. Autor de publicações nas áreas da linguagem e da aprendizagem. Autor do método de alfabetização As letras falam; da proposta de ensino para a superação dos erros ortográficos Descomplicando a escrita; de um conjunto de jogos destinados à estimulação da linguagem oral e das funções executivas; e de uma proposta para aplicação na educação infantil, Pensando em imagens, sons, palavras e letras. Atua na área dos transtornos do neurodesenvolvimento e na formação de professores e profissionais da educação e da aprendizagem.

E-mail: jaime@cefc.br

Laís Cavalcanti de Almeida

Graduada em Letras-Português pela Universidade Federal da Paraíba (UFPB). Pela mesma instituição, é doutora e mestre em Linguística pelo Programa de Pós-Graduação em Linguística (Proling/UFPB). Especialista em Língua Brasileira de Sinais (Libras) pela Faculdade de Ciências Educacionais e Empresariais de Natal (Facen). Experiência na área de pesquisa em Linguística, com ênfase em Aquisição da Linguagem, atuando principalmente com a multimodalidade. Experiência no ensino superior nas áreas: Libras, língua portuguesa, comunicação e expressão. Pesquisadora do Laboratório de Aquisição da Fala e da Escrita (Lafe), da UFPB.

E-mail: lais_cavalcanti12@hotmail.com

Larissa Picinato Mazuchelli

Professora adjunta do Instituto de Letras e Linguística da Universidade Federal de Uberlândia (UFU). Doutora em Linguística pela Universidade Estadual de Campinas (Unicamp). Graduada em Linguística pela Unicamp.

Email: lpmazuchelli@gmail.com

Mailce Borges Mota

Professora titular do Departamento de Língua e Literatura Estrangeiras da Universidade Federal de Santa Catarina (UFSC). Doutora em Letras-Inglês pela UFSC. Realizou estágio pós-doutoral no Brain and Language Lab, Departamento de Neurociências da Universidade de Georgetown, Estados Unidos (2008-2009) e no Max Planck Institute for Psycholinguistics, Departamento de Neurobiologia da Linguagem (2017-2018). Foi professora visitante na Faculdade de Ciências Humanas e Sociais da Universidade do Algarve (2010). É membro fundadora da Rede Ciência para Educação (Rede CpE) e bolsista de produtividade em pesquisa do Conselho Nacional de Desenvolvimento Científico e Tecnológico (CNPq). Coordena o Laboratório da Linguagem e Processos Cognitivos, onde realiza pesquisas sobre o processamento linguístico em interface com outras cognições por meio de experimentos comportamentais, fisiológicos e de neuroimagem.

E-mail: mailce.mota@ufsc.br

Marco Antonio Teixeira Junior

Mestre pelo Programa de Pós-Graduação em Culturas e Identidades Brasileiras do Instituto de Estudos Brasileiros da Universidade de São Paulo (IEB-USP). Tem graduação em Letras (Português e Linguística) pela Faculdade de Filosofia, Letras e Ciências Humanas da Universidade de São Paulo (FFLCH-USP). Bolsista da Fundação de Amparo à Pesquisa do Estado de São Paulo (Fapesp) de 2014 a 2015, do Conselho Nacional de Desenvolvimento Científico e Tecnológico (CNPq) de 2015 a 2016 e da USP de 2016 a 2018.

E-mail: marco.antonio.teixeira@alumni.usp.br

Marcus Vinicius Borges Oliveira

Professor adjunto do Departamento de Fonoaudiologia da Universidade Federal da Bahia (UFBA). Membro do Programa de Pós-Graduação em Educação da UFBA. Doutor em Linguística pela Universidade Estadual de Campinas (Unicamp); graduado em Fonoaudiologia pela UFBA.

Email: marcus.oliveira.fono@gmail.com

Maria de Jesus Gonçalves

Docente do Departamento de Fonoaudiologia e do Programa de Mestrado Profissional em Educação Especial. Doutora em Psicologia Experimental pela Universidade de São Paulo (USP), mestre em Linguística pela Universidade Estadual de Campinas (Unicamp) e graduada em Fonoaudiologia pela Pontifícia Universidade Católica de São Paulo (PUC-SP). Vice-líder do grupo de pesquisa Comunicação Alternativa e Tecnologia Assistiva para a Aprendizagem nos Contextos diversos (CATAAC), do Centro de Educação da Universidade Federal do Rio Grande do Norte (UFRN) e do grupo de pesquisa Linatec — Estudos em Linguagem Adulto e Tecnologia (Linatec), vinculado à UFRN. Assessora Acadêmica do Centro de Ciências da Saúde da UFRN. Tem trinta anos de experiência docente em cursos de Fonoaudiologia na área de linguagem. Foi coordenadora dos cursos de graduação em Fonoaudiologia do Centro Universitário São Camilo (2001-2007) e da UFRN (2011-2014). Desenvolveu atividade clínica como fonoaudióloga na área de linguagem e comunicação alternativa e suplementar, atuando principalmente nos quadros de alterações de fala e linguagem por lesão neurológica, como acidentes vasculares encefálicos, traumatismos cranioencefálicos, esclerose lateral amiotrófica e paralisia cerebral, entre outros.

E-mail: mariadejesusfono@hotmail.com

Maria Lúcia N. Menezes

Fonoaudióloga, especialista em Linguagem pelo Conselho Federal de Fonoaudiologia. Mestre em Educação (Distúrbios da Comunicação) pela Pontifícia Universidade Católica de São Paulo (PUC-SP), com créditos de cursos realizados na Universidade de Nova York (NYU) em Aquisição e Desenvolvimento de Linguagem; Distúrbios de Linguagem em Crianças; Diagnóstico e Terapia de Patologias do Discurso. Doutora em Ciências pelo Instituto Fernandes Figueira, da Fundação Oswaldo Cruz (IFF/Fiocruz), com a tese *Construção de um Instrumento para Avaliação do Desenvolvimento da Linguagem*. Projeto para implementação do Ambulatório de Fonoaudiologia Especializado em Linguagem no Instituto Fernandes Figueira/Fiocruz. Responsável pelo projeto de pesquisa "Desenvolvimento da linguagem em pré-escolares: implicações para o aprendizado" (Fiocruz). Autora da escala *Avaliação do Desenvolvimento da Linguagem (ADL)*. Consultora do Ambulatório de Fonoaudiologia Especializado em Linguagem (Afel), do IFF/Fiocruz.

Email: marialucia.menezes@yahoo.com.br

Maria Luciana Siqueira Mayrink

Fonoaudióloga, com especialização em Dificuldade de Aprendizagem pela Universidade Estadual do Rio de Janeiro (UERJ). Mestre em Ciências pelo Instituto Fernandes Figueira, da Fundação Oswaldo Cruz (IFF/Fiocruz). Doutoranda em Pesquisa Aplicada à Saúde da Criança e da

Mulher, pela IFF/Fiocruz. Coordenadora do Ambulatório de Fonoaudiologia Especializado em Linguagem (Afel), da IFF/Fiocruz.

Email: maria.mayrink@fiocruz.br

Marianne Carvalho Bezerra Cavalcante

Pós-doutora em Estudos Linguísticos pela Universidade Estadual de São Paulo Júlio Mesquita Filho (Unesp). Doutora em Linguística pela Universidade Estadual de Campinas (Unicamp); Mestre em Linguística pela Universidade Federal de Pernambuco (UFPE) e graduada em Comunicação Social pela mesma instituição. Professora titular do Departamento de Língua Portuguesa e Linguística da Universidade Federal da Paraíba. Atua nos cursos de Graduação em Letras e Graduação em Fonoaudiologia e nos programas de Pós-Graduação em Linguística e Ensino (MPLE) e em Linguística (Proling), ambos da Universidade Federal da Paraíba (UFPB). É colaboradora do Programa de Pós-Graduação em Ciências da Linguagem (Unicamp). Coordena o Laboratório de Aquisição da Fala e da Escrita (Lafe), da UFPB. Tem experiência na área de linguística, com ênfase em aquisição da linguagem, atuando principalmente nos seguintes temas: aquisição da linguagem, interação mãe-bebê, prosódia, multimodalidade, letramento. É bolsista de produtividade em pesquisa do Conselho Nacional de Desenvolvimento Científico e Tecnológico (CNPq).

E-mail: marianne.cavalcante@gmail.com

Rita Signor

Fonoaudióloga do Hospital Infantil Joana de Gusmão. Psicopedagoga. Mestre, doutora e pós-doutora em Linguística pela Universidade Federal de Santa Catarina (UFSC), área de concentração: Linguística Aplicada ao Ensino. Pós-doutora em Fonoaudiologia pela Universidade Curtin (Austrália). Membro do Grupo de Estudos em Linguagem, Cultura e Educação (Gelce)/CNPq, coordenado pela profa. dra. Ana Paula Santana.

Email: ritasignor@gmail.com

Sandra Maia-Vasconcelos

Graduada em Letras pela Universidade Federal do Ceará (UFC), com especialização em Psicopedagogia e doutorado em Ciências da Educação pela Universidade de Nantes (França). Pós-doutora pela Universidade Federal do Rio Grande do Norte (UFRN). Professora titular do Departamento de Letras Vernáculas da UFC, professora convidada da Universidade Sorbonne Paris XIII — Condorcet. Professora colaboradora da UFC e membro do conselho de avaliadores do Sistema Nacional de Avaliação da Educação Superior (Sinaes) do Instituto Nacional de Estudos e Pesquisas Educacionais Anísio Teixeira (Inep). Professora do Programa de Pós-Graduação em Linguística da UFC, orientadora de mestrado e doutorado. Professora do Programa de Pós-Graduação em Letras da Universidade Regional do Cariri (URCA). Tem pesquisas na área de análise do discurso narrativo, com foco em relatos de experiência e transculturalidade, atuando principalmente nos seguintes temas: pesquisa autobiográfica, discursos, representações discursivas, gênero e violência. Líder do Grupo de Estudos Linguísticos em Discurso Autobiográfico (Gelda)/CNPq. Membro do Grupo de Pesquisa Interdisciplinar Formação, Autobiografia, Representações Sociais (Grifars), da UFRN.

E-mail: sandramaiafv@gmail.com

Thalita Cristina Souza Cruz

Professora adjunta do Centro de Ciências Humanas da Universidade Federal do Estado do Rio de Janeiro (Unirio). Doutora em Linguística pela Universidade Estadual de Campinas (Unicamp) e graduada em Letras pela mesma instituição.

E-mail: thalita.souza.cruz@gmail.com

leia também

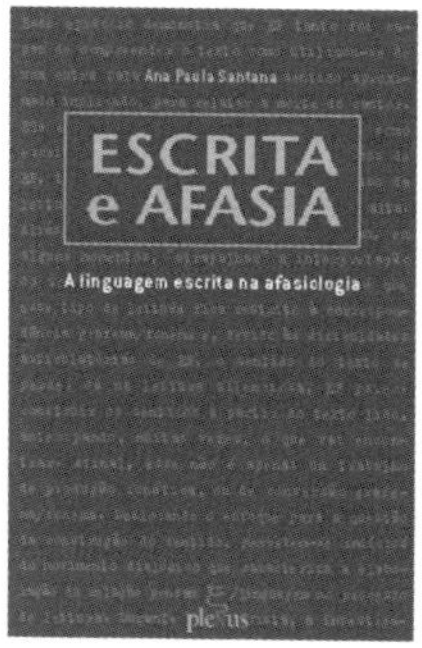

ESCRITA E AFASIA
A linguagem escrita na afasiologia
Ana Paula Santana

Tem origem na dissertação de mestrado da autora que descreve o percurso de muitas questões envolvidas no tema. Discute a classificação das alterações da linguagem escrita nas afasias a partir de uma perspectiva discursiva; discute a avaliação da linguagem escrita na afasiologia; e considera as implicações de uma abordagem discursiva para o trabalho com a linguagem escrita nas afasias.

ISBN: 9788585689667

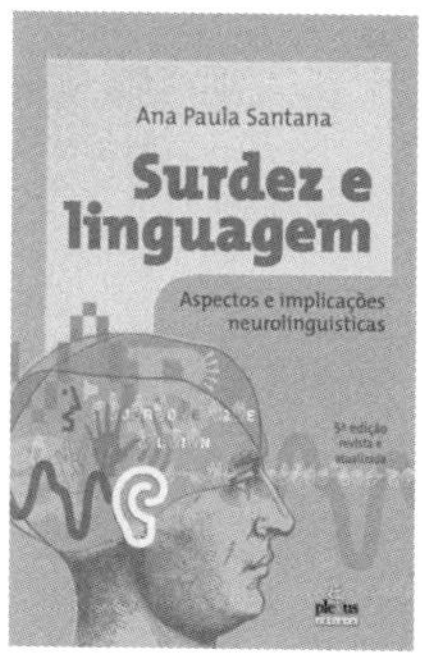

SURDEZ E LINGUAGEM
Aspectos e implicações neurolinguísticas
Ana Paula Santana

Para os pais, ter um filho diagnosticado surdo implica uma série de escolhas. Há de se decidir se ele fará alguma cirurgia, se aprenderá a língua de sinais e a língua oral e ainda se estudará em escola especial ou comum. Nesse momento, surgem vários preconceitos, como a ideia de que o surdo não tem capacidade de se comunicar. Neste livro, Ana Paula Santana faz uma reflexão sobre as visões médicas, fonoaudiológicas, sociais e (neuro)linguísticas da condição do surdo. Com base em pesquisas e em entrevistas com sujeitos surdos e seus familiares e educadores, a autora revela a importância de considerar múltiplos aspectos quando se trata desse tipo de deficiência, fugindo dos lugares-comuns e preconceitos. Nova edição revista e atualizada.

ISBN: 9788585689964

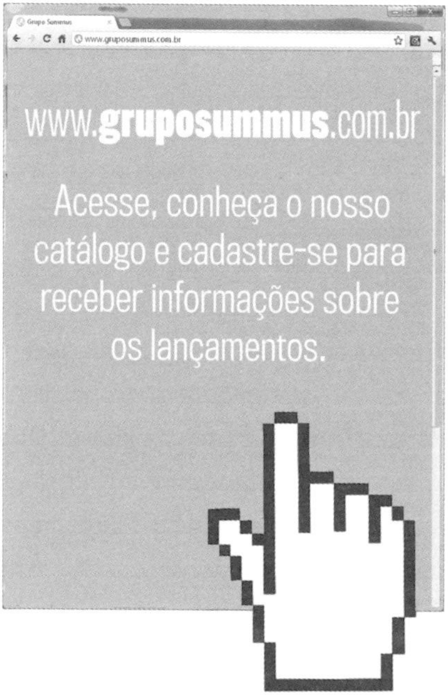
Grupo Summus
www.gruposummus.com.br
www.gruposummus.com.br
Acesse, conheça o nosso
catálogo e cadastre-se para
receber informações sobre
os lançamentos.